临床外科诊疗与实践应用

张　新　池小斌　王国萍　主编

汕头大学出版社

图书在版编目（CIP）数据

临床外科诊疗与实践应用 / 张新，池小斌，王国萍
主编 . -- 汕头 ：汕头大学出版社，2022.7
　　ISBN 978-7-5658-4730-1

　　Ⅰ．①临… Ⅱ．①张… ②池… ③王… Ⅲ．①外科－
疾病－诊疗 Ⅳ．① R6

中国版本图书馆 CIP 数据核字（2022）第 134544 号

临床外科诊疗与实践应用
LINCHUANG WAIKE ZHENLIAO YU SHIJIAN YINGYONG

主　　编：张　新　池小斌　王国萍
责任编辑：郭　炜
责任技编：黄东生
封面设计：中图时代
出版发行：汕头大学出版社
　　　　　广东省汕头市大学路 243 号汕头大学校园内　邮政编码：515063
电　　话：0754-82904613
印　　刷：廊坊市海涛印刷有限公司
开　　本：710mm×1000 mm　1/16
印　　张：12
字　　数：180 千字
版　　次：2022 年 7 月第 1 版
印　　次：2023 年 2 月第 1 次印刷
定　　价：198.00 元
ISBN 978-7-5658-4730-1

编委会

前 言

外科学是现代医学科学的重要组成部分，是一门理论与实践相结合的学科，要求医师既要有坚实的理论基础，又要有广泛的外科基本知识，以及规范、娴熟的操作技巧。随着医学高新技术的不断发展，外科临床技术日新月异，新的诊疗设备层出不穷，治疗手段不断进步，这更要求外科医师不断学习，掌握规范的临床诊疗方法。我国有庞大的基层医生队伍，他们长期工作在基层医疗机构，直接服务于最广大的人民群众。在日常工作中，他们需要面对的是常见病、多发病，而且需要对某些外科疾病进行及时、明确的诊断和外科治疗。

本书是为临床医师编写的外科实用临床诊疗参考用书，全书包括肝胆外科疾病、胰腺外科疾病、肝胆胰腺肿瘤、肠梗阻、普外科手术、专科仪器使用与监测技术的相关内容。本书以循证医学为基础，以全面、实用为原则，紧密结合现代外科学发展的现状及趋势，全面而系统地介绍了外科常见疾病和多发疾病的诊断与治疗，并兼顾了近年来外科学领域的新知识、新进展和新技术。

本书得到了参编单位有关领导和许多专家的大力支持和热心帮助，在此表示衷心的感谢。鉴于临床疾病诊疗的复杂性，以及编者水平的限制，书中难免有不足之处，请广大读者提出宝贵意见，再版时加以改正。

目　录

第一章　肝胆外科疾病

第一节　门静脉高压症

门静脉高压症的临床处理已从手术治疗发展为可治愈大多数患者的内科和介入治疗，但手术仍对一部分患者具有明显疗效，适合肝外型门静脉高压症和肝移植患者。肝移植可以同时治愈肝的原发性疾病及其并发症。由于伴有胃肠道出血的患者通常会涉及手术治疗，很好地了解静脉曲张出血的病理生理学机制和治疗方案，对于外科医师来说是非常重要的。门静脉高压症本身不需要治疗，但当存在静脉曲张引起的出血风险，或发生诸如静脉曲张活动性出血或者腹水之类的并发症时，则提示需要干预治疗。许多患者在接受治疗时起初会发生先兆静脉曲张出血，这往往需要在实施长期治疗计划前进行有效的治疗。目前在许多治疗方案中进行有效选择是可行的，因为在这些方案中许多是有据可依的。这些方案包括：可以同时预防和治疗静脉曲张出血的药物内镜下注射治疗或曲张静脉结扎术；介入手段下经颈静脉肝内门腔分流术（TIPS）及手术治疗（分流手术和肝移植）。这些治疗方案的选择需要针对每个患者进行量身定制，并且考虑他们的综合适应性，包括任何潜在肝疾病的严重程度、当地的医疗设备和专业技术条件。

本节将概述门静脉高压症的自然病程、临床表现、影像学表现，门静脉高压症药物治疗的目的和二线治疗。

一、门静脉高压症的自然病程

肝硬化及门静脉高压症患者发生食管静脉曲张的风险较高。当诊断为肝硬化时，40%的代偿性肝硬化及60%的失代偿性肝硬化患者会出现静脉曲张。初诊为肝硬化后，每年静脉曲张的发生率为5%；随后，静脉曲张的体积会逐渐由小变大且每年发生率为10%～15%。肝功能代偿不全的快速进展与静脉曲张体积的迅速增加有关，然而肝功能的改善，尤其是当停止使用肝损伤性的药物后，可能会使静脉曲张体积减小或消失。

诊断后，静脉曲张出血的总体发生率在非选择性患者中达到了25%。静脉曲张出血最重要的预测因素为肝功能异常的严重程度、静脉曲张的体积及静脉的侧壁压力（尽管这很难测量，但是可能与内镜下表现为红色斑点或者红色鞭痕有关）。在传统意义上，肝功能不全的分级一直使用Child-Pugh改良分级评分（表1-1），但是目前最新的一种评分体系称为MELD评分（终末期肝病模型），可能是一种更好的预后指标。静脉曲张的体积可能是静脉曲张出血最好的单一预测因素，并且通常会被用来判断患者是否应该接受预防性治疗。患者是否死于静脉曲张出血取决于伴随的肝功能衰竭的严重程度；据报道，那些Child-Pugh评分或者MELD评分高的患者在指数出血的6周内死亡风险高达30%～50%。然而事实上，这些患者在第6周的死亡率为20%，且此时因为出血未被控制而发生的死亡率在5%～8%。在40%～50%出血合并低血压的患者中，静脉曲张出血会自发性停止，这可能是因为内脏血管反射性收缩引起相关门静脉压力下降和门静脉血流减少，而对患者过度输血则会抑制这种良性生理过程。

表1-1　Child-Pugh改良分级评分

项目	分值（分）		
	1	2	3
胆红素（μmol/L）①	<34	34～51	>51
白蛋白（g/L）	>35	28～35	<28
凝血酶原时间延长（s）	<3	3～10	>10
腹水	无	轻度—中度	中度—重度
脑病	无	轻度—中度	中度—重度

注：A级，5～6分；B级，7～9分；C级，10～15分。
①在原发性胆汁性肝硬化中，胆红素水平的评分标准改为：1分，<68；2分，68～170；3分，>170。

第一个6周内再次出血的发生率为30%～40%，这种风险在指数出血后的第5天达到最高。胃静脉曲张出血、急诊内镜下活动性出血、低血清白蛋白水平、肾衰竭及肝静脉压力梯度>20 mmHg，都被认为是再出血早期风险的重要指标。初发静脉曲张出血后存活的患者具有很高的再出血风险和死亡风险（分别为63%和33%），这就是所有患者都需要接受治疗以预防进一步出血的原因。

二、临床表现

当患者出现急性静脉曲张出血时或检查肝脏疾病患者时，可发现门静脉高压症。静脉曲张通常很容易在内镜下被诊断且患者将会随后接受系统的检查。表1-2显示了不同类型静脉曲张的分级情况。肝脏疾病患者的临床表现是多变的，从非特异性乏力到进展期脑病伴功能代偿不全。进展期肝脏疾病的外部特征（如蜘蛛痣、肝掌及腹水）很容易被发现，尽管许多患者缺少这些特征。脾大可能是体格检查中最有用的特征，尽管一些患者会具有扩张的脐静脉侧支循环（海蛇头）的典型表现。

表1-2　食管和胃静脉曲张分级

类型	分级	备注
食管静脉曲张	0级（无）	—
	1级（小）	食管内充气可以使静脉曲张消失
	2级（中）	食管内充气不能使静脉曲张消失
	3级（大）	静脉曲张足够大以致阻塞血流
胃静脉曲张	食管胃静脉曲张1型	食管胃静脉曲张从食管延伸到胃食管交界处以下5cm内
	食管胃静脉曲张2型	食管胃静脉曲张延伸超过胃食管交界处到达胃底
	孤立胃静脉曲张1型	胃底的孤立静脉曲张
	孤立胃静脉曲张2型	非胃底的孤立静脉曲张

三、影像学表现

对于疑似门静脉高压症的患者，多普勒超声检查是有用并且易行的首选影像学检查方法。脾的大小、肝实质状态、门静脉和肝静脉的开放程度及通过血流的速度都可通过这项检查来评估，且可推断是否存在静脉曲张。计算机断层扫描（CT）和磁共振成像（MRI）可在大多数病例中于术前详细显示血管解剖路径图，而不需要再进行侵入性血管造影术。

四、门静脉高压症药物治疗的目的

肝静脉压力梯度（HVPG）可准确反映窦型门静脉高压症中的门静脉压力，且可通过肝静脉导管来简易测量。

最新研究表明，这些治疗效应指标也可提示其他门静脉高压症并发症的风险降低，这些并发症包括腹水、原发性腹膜炎及肝肾综合征。

（一）食管静脉曲张

1. 静脉曲张出血的一级预防

所有肝硬化患者在首次诊断为肝硬化时应该接受静脉曲张筛查。首次内镜下提示1级静脉曲张的患者，应该在12个月后进行内镜随访以检测是否发展为2级或3级静脉曲张。没有静脉曲张的患者应该在其首次内镜检查后2～3年重新接受检查。

静脉曲张出血一级预防性治疗的主要药物是非选择性β-肾上腺素受体阻滞剂（β受体阻滞剂）。目前已报道了12项在这种情况下使用β受体阻滞剂的临床试验。

在首次治疗前后检测HVPG可理想地评估一级预防性治疗的效果，其参考标准为HVPG降低到12 mmHg以下或HVPG降低了基础值的20%以上。然而实际上，HVPG的检测不需要经过专门的训练且可能对于评估一级预防性治疗并不划算。因此，临床医师需要面临这样一个问题：如何调整β受体阻滞剂的剂量以使治疗效果最大化。根据以往的经验，推荐逐步增加剂量直至心率减少25%，即<55次/分，或发生低血压及临床不耐受。这意味着β受体阻滞剂的最大剂量是根据它的β_1效应（心脏作用）和临床耐受性来决定的；然而，门静脉压力的降低来自β_1和β_2受体同时被阻断，并且不一定与心率或血压降低有关。因此，在没有进行HVPG测量时，临床耐受性可能是决定β受体阻滞剂最大剂量的最有效替代标记物。

非选择性β受体阻滞剂之间似乎不存在优劣之分，然而，应用卡维地洛可增加β受体阻滞剂效应。卡维地洛是一种可同时激活非选择性β受体阻滞剂和α_1-肾上腺素受体阻滞剂的药物。这种药物可以显著降低门静脉压力，但会引起全身性低血压的副作用。

与普萘洛尔相比，卡维地洛可以有效地使更多患者的HVPG值降低到预期水平（降低到12 mmHg以下或降低了基础值的20%以上）。由于其具有引起全身性低血压的副作用，目前对如何使用卡维地洛还存在较大争议；然而上述研究表明，患者使用低剂量（12.5 mg/d）卡维地洛时耐受良好。在实践中，卡维地洛通常起始剂量为6.25 mg/d，维持剂量为12.5 mg/d。

对于那些由于副作用或者相对/绝对禁忌证（如哮喘）而不能耐受β受体阻滞剂（这些患者占总数15%～20%）的患者，硝酸酯类药物治疗是无效的，尽管这类药物具有降低门静脉压力的作用。因此，对于存在高风险静脉曲张（2级或2级以上）及β受体阻滞剂禁忌证的患者，静脉曲张套扎术（VBL）是唯一的选择。更具争议的是，一项Meta分析表明，VBL治疗比β受体阻滞剂对于一级预防更有效。然而，这项分析纳入了4项临床试验，其中只有2项是完整发表的；因此，有理由认为，暂且就费用和便利性而言，β受体阻滞剂仍是一级预防性治疗的首选。当然，VBL治疗并不能降低门静脉压力（因此没有必要在单独内镜VBL治疗后测量HVPG），这将使患者具有发生其他门静脉高压症并发症的风险。

2. 食管静脉曲张再出血的预防（二级预防）

静脉曲张出血后，肝硬化患者需要接受两种方式的治疗：首先，他们需要接受紧急并积极的治疗以预防再出血；其次，他们应该接受检查以确认是否存在出血后的生理应激反应，因为这可能提示是否需要评估进行选择性肝移植。

内镜下静脉曲张套扎术或β受体阻滞剂治疗都可被选择用来预防食管静脉曲张再出血。

VBL治疗也可同时改善生存和显著降低再出血发生率，它因为具有明显更少的并发症而优于内镜下硬化疗法。目前，对于药物治疗是否优于或劣于VBL治疗还不清楚。许多有关再出血发生率的研究结果各不相同，但是所有对于生存情况的研究结果都大体一致。目前通常建议药物治疗联合内镜治疗，但是很难有证据显示这种联合治疗比单一治疗具有更好的效果。同样，联合使用硝酸酯类和β受体阻滞剂一直没有被证明比单用β受体阻滞剂或VBL治疗更具有疗效。

再出血在药物治疗或内镜治疗时仍常见（两年发生率为30%～50%），对于这些情况应该推荐患者接受二线治疗。这将取决于相关病因学及患者的适应性和年龄。具体二线治疗包括TIPS、分流手术或肝移植。这些将在本节的后面部分讨论。

3. 食管静脉曲张出血的治疗

静脉曲张出血是临床紧急情况，最优先的措施是在安全环境下（最好是在高危病房或重症监护治疗病房）对患者进行充分复苏。然后，气道保护是必要的，尤其是对于酒精中毒患者或那些正在戒酒的患者。随后的治疗以纠正低血容量性休克为主。治疗过程中应避免过度输血，因为这样会引起门静脉压力回升，进而导致持续性出血或再出血。

最后，早期治疗还应该包括在入院后使用血管活性药物（通常为血管升压素或奥曲肽）。一些随机对照试验表明，早期使用血管活性药物有利于内镜治疗、改善出血控制及降低5天再出血发生率。在诊断性内镜检查时，联合上述措施和内镜治疗可大约控制75%的患者出血。然而，在大多数临床研究中，急性静脉曲张出血时运用这种联合治疗方法，相比于单用药物或内镜治疗，并不能改善患者的总体死亡率。血管活性药物最佳持续使用时间目前还未确定且需进一步评估。目前推荐的是持续使用血管活性药物5天，因为这覆盖了最易发生再出血的时间段。

内镜治疗应该在诊断性内镜检查时进行，即在患者复苏后入院12小时内。然而，如果患者情况稳定，内镜治疗可延期到正常工作时间进行。目前有许多随机对照试验对急性静脉曲张出血时内镜治疗的模式进行了评估。这些对照试验包括比较内镜治疗和非内镜治疗、内镜治疗和血管活性药物治疗、内镜硬化治疗和静脉曲张套扎治疗、联合内镜治疗和静脉曲张套扎治疗，以及内镜治疗和TIPS。内镜治疗明显优于非内镜治疗。在两种内镜治疗方法中，静脉曲张套扎术应该作为治疗首选，因其明显具有更少的并发症（食管狭窄或食管溃疡）和更短的根治静脉曲张的治疗周期。然而，这两种治疗方法有可能在再出血率和死亡率上没有显著差异。同样，目前很少有证据支持静脉曲张出血的联合内镜治疗。然而实际上，有时候为了有利于治疗，内镜医师在一开始会使用少量硬化剂来改善视野，以便放置套扎器来达到止血的目的。如果内镜治疗不能控制出血，气囊压迫止血可作为明确治疗方案前的过渡治疗。实际上，这通常意味着二线治疗后会进一步尝试内镜套扎治疗。

（二）胃静脉曲张

胃静脉曲张占所有上胃肠道出血原因的5%～10%，其最常见的原因是肝硬化门静脉高压症。胰腺病患者,尤其是炎症性胰腺病患者,也会发生脾静脉血栓并继发孤立的胃静脉曲张。个别研究报道,食管静脉曲张出血患者在接受内镜治疗后(尤其是在内镜硬化治疗后)会发生胃静脉曲张。胃静脉曲张出血的风险和食管静脉曲张出血的风险差不多,且有可能胃静脉曲张的药物治疗和食管静脉曲张的一级预防性治疗一样有效,因此胃静脉曲张患者也应该将非选择性β受体阻滞剂作为一线治疗药物。目前还没有研究初步尝试在预防性治疗中应用以内镜为主的治疗。

急性胃静脉曲张出血的治疗极具挑战性。其临床处理与食管静脉曲张出血的处理类似。血管升压素和奥曲肽可控制急性出血,而β受体阻滞剂可以作为有效的二级预防性治疗药物。三腔二囊管可能对控制连接处静脉曲张出血(1型或2型)起到一定作用,但对胃底或更低位置的静脉曲张出血疗效甚微。一些内镜治疗具有前景,但是相关的可靠数据稀缺;硬化治疗、注胶治疗、凝血酶治疗及静脉曲张套扎治疗都已被报道。硬化治疗联合氰基丙烯酸酯在62%~100%的病例中被报道可有效止血,且静脉曲张的成功根治率为0~94%。

在英国,用于胃静脉曲张出血的主要挽救治疗(事实上一些人把它称为主要治疗)为TIPS,这种治疗对于立即止血的成功率>90%,而再出血率为20%~30%。

值得注意的是,所有接受上述治疗的食管/胃静脉曲张出血患者,除了接受临床治疗外,还应该接受质子泵抑制剂治疗以抑制胃酸分泌和预防并发症。这些并发症主要与胃酸和套扎器作用、注射位点及治疗相关性溃疡有关。

(三)门静脉高压性胃病(PHG)

门静脉高压性胃病的发生与肝硬化的严重程度密切相关,其在肝硬化患者中的总体发生率大约为80%。然而,急性出血的发生率很低。在长达18个月的随访中,只有约2.5%的患者发生急性出血,相关死亡率为12.5%;而慢性出血的发生率明显较高(12%)。普萘洛尔、奥曲肽和血管升压素因为具有减少门静脉血流的作用而被提出用于治疗PHG引起的急性出血。在一项随机对照试验中发现,普萘洛尔可减少PHG引起的复发性出血。此外,尽管普萘洛尔对PHG引起的出血具有疗效,但是TIPS仍被认为是挽救治疗反复PHG出血患者的首选。

五、二线治疗

二线治疗包括TIPS这种侵入性较小的介入治疗和开腹手术治疗。开腹手术治疗可以是直接缝合出血静脉，或者是手术分流，或是最终进行肝移植。

（一）经颈静脉肝内门腔分流术

TIPS是一种创造门腔分流的非手术方法。其主要用途有两方面：一是治疗内镜或内科治疗不能控制的活动性静脉曲张出血；二是预防再出血。因此，TIPS在选择性和紧急情况下都能起到作用。TIPS还适用于一些选择性病例，包括顽固性腹水、肝性胸腔积液、门静脉高压性胃病、巴德-吉亚利综合征及肝肾综合征。尽管在没有其他特殊适应证的情况下，TIPS一般不被用于肝移植术前，但是它能够有利于门静脉高压症患者进行肝部手术或其他腹部手术。

TIPS是运用穿刺针从肝静脉向主要肝内门静脉分支进行穿刺。这条分流路线由血管内支架支撑。

尽管TIPS偶尔会发生严重甚至威胁生命的并发症，但大多数患者只发生极少或极小的并发症。简易的介入治疗可恢复并维持大多数狭窄或堵塞的分流通道，进而达到满意的第二通道开放。患者需要接受常规多普勒超声随访，且选择性接受静脉造影以治疗严重再出血前的静脉狭窄。正如任何分流术都具有脑病风险一样，TIPS诱发脑病的风险在高龄、大口径分流通道及既往脑疾病或肝病进展迅速的情况下更高。肝功能极差的患者可能会因为门静脉血流灌注的减少而恶化为肝衰竭。

TIPS因其较高的再介入率而与手术相比处于劣势，然而随机临床试验表明，H形门腔分流术和远端脾肾静脉分流术与TIPS具有类似的总体生存率。但是，如果患者伴有进展更快的肝脏疾病或者可能未来需要接受肝移植，TIPS则通常作为优先选择。伴有更严重的肝脏疾病患者可能适合接受肝移植，但是TIPS可使这些患者平稳生存足够长的时间以利于今后肝移植手术的成功。此外，MELD评分可被用来估计TIPS术后的预期生存情况。

TIPS治疗静脉曲张出血：食管、胃部或其他部位的静脉曲张会在开放的门静脉发生较难控制的出血，但是TIPS可较好地控制这样的出血。当患者身体条件太差以至不耐受手术时可考虑进行TIPS治疗。这些患者的死亡率更取决于他们的一般身体情况，而不是TIPS治疗。英国国家围手术期死亡研究咨询委员会发现，TIPS术后30天死亡率为17%。在这项研究中，80%的TIPS术后死亡患者都是在仓促的情况下或者在静脉曲张紧急出血的情况下接受TIPS的。TIPS因为可直接进入门静脉系统，所以可与静脉曲张栓塞术联用。这种联合治疗尤其适用于急性出血，可进一步降低大出血的风险。减少肝外门体静脉分流也可改善流向肝内和TIPS的门静脉血流。在一些情况下，这可预防发生脑病及帮助维持TIPS中的血流。

包含一些临床试验的Meta分析比较了TIPS和内镜硬化治疗联合或不联合套扎治疗在预防复发性静脉曲张出血中的作用。一些临床试验中还包括了辅助性内科治疗。TIPS在预防再出血上更具有优势，但没有改善总体死亡率。从总体上看，脑病更多地发生在接受TIPS治疗的患者身上，但不是每项研究都是这种结果。在一些研究中，内镜治疗组的患者因严重复发性出血而接受TIPS来挽救生命。目前普遍的共识是：内镜和内科治疗应该为一级治疗，而TIPS主要用于那些出血没有被内镜和内科治疗控制的患者。在出血被控制后，TIPS可有效地和内科治疗或者内镜下静脉曲张根治术联合使用。随后，就没有太多必要进行长期TIPS检测和再次介入治疗。

当出现开放性胃肾静脉连接时，亚洲国家目前使用球囊阻断逆行经静脉闭塞术来代替TIPS治疗胃静脉曲张。

（二）手术选择

20世纪70年代初内镜下硬化治疗引入前，实际上门静脉高压症的主要治疗方法为手术。手术方法有多种，从食管横断联合血管离断术到门体静脉分流，以及最新的肝移植。当静脉曲张出血患者符合移植指征时，可选择肝移植作为治疗方案。

血管离断术在日本一直很流行，但是在西方国家极少被使用且目前已广泛被TIPS取代。

1. 分流手术

用于门静脉高压症的不同分流手术也许是外科医师独具匠心的最好证明。随着分流时代的过去，大多数外科实习生将不会再见到分流手术，这可能是因为分流手术目前仅限用于一部分选择性患者。这些患者主要是非肝硬化性门静脉高压症患者及居住在医疗条件落后地区的患者。然而，一些医疗单位仍保持着对分流手术强烈的兴趣，经验丰富的外科医师和优秀的团队是急诊分流手术成功的保障。

分流手术分为选择性手术和非选择性手术。前者具有较低的肝性脑病发生率，但是控制急性出血的效果较差。目前比较流行的两种主要手术分别为远端脾肾分流术和运用小口径H形人造血管置入门腔静脉或肠腔静脉进行分流。直接门腔静脉吻合术对于降低门静脉压力最有效，但是最易引发脑病，并且小口径H形人造血管的优点是它具有选择性且可以维持门静脉血流通过。一项单中心随机临床试验比较了这种分流方式和TIPS。入组该项研究的指征为：硬化治疗或套扎治疗失败的静脉曲张出血患者，以及不愿意接受上述两种治疗方法的静脉曲张出血患者。研究过程中发现不断有新患者入组，这提示继续进行二线治疗的标准很低。研究结果表明，与TIPS组患者相比，分流手术治疗组的患者具有更高的30天死亡率，但是能更好地长期控制其出血情况。需要承认的是，TIPS置入所需的专业技术和随后的监测方案在各个治疗中心之间是变化的，以至在解读研究结果时需要考虑这可能反映了当地的治疗偏好和专业技术。目前可以被证实的是，分流手术使肝硬化患者的术后死亡率较高，即使在专业治疗中心，这项数据对于Child-Pugh C级的患者也高达26.1%。此外，进展期肝脏疾病患者的5年生存率很低，而分流手术会诱发肝性脑病而造成额外的负担。

目前的证据表明，常规分流手术对肝硬化患者没有作用。选择肝移植的患者应该避免进行分流手术，因为这会显著增加手术的风险。如果内镜治疗和介入治疗失败，可推荐在远离肝门的部位进行脾肾或介入下肠腔分流手术。

2. 肝移植

随着肝移植预后的改善，其已成为许多静脉曲张出血患者的决定性治疗方式。然而，对于围手术期急性出血的患者而言，肝移植效果较差。此外，还有许多相关食管并发症的报道，包括肝移植患者在最近接受内镜治疗时发生穿孔。因此，尽管近期有出血史或再出血的高风险会影响是否优先考虑进行移植，但还应更多地将潜在肝脏疾病的严重程度纳入肝移植的适应证中。

1997年，基于代偿性慢性肝脏疾病自然病程的研究结果，相关机构制定了肝移植最低入选标准，以利于手术的顺利进行。最低标准如下：预期1年生存率小于90%；Child-Pugh评分大于或等于7（B级或C级）；或门静脉高压症出血；或任何Child-Pugh评分下发生原发性腹膜炎。这些指征的根据是，未接受肝移植治疗患者的预期结局要明显差于那些接受肝移植治疗患者的结局。这表明失代偿性肝硬化患者的预后明显较差，例如丙肝患者中这类人群的5年生存率从91%显著降低到50%。原发性腹膜炎会在这些患者中引起不良预后，一项研究表明其1年生存率从66%降低到38%。尽管有许多治疗方法可用于复发性静脉曲张出血，但是肝移植是其唯一的决定性治疗方式。

一般来说，任何能够配合治疗的患者和能够接受移植且术后5年预期生存率至少达到50%的患者应该考虑接受肝移植。是否进行肝移植需要由包括一名经验丰富的肝病学家在内的多学科综合治疗团队来决定。目前，MELD评分广泛地用来筛选适合肝移植的患者。对MELD评分＜15分的患者进行肝移植，相比于入选名单上的其他患者往往会造成更差的预后，并且对这些患者进行肝移植并不能充分利用有限的器官储备。

（三）二线治疗的选择

1. 非肝硬化患者

最容易考虑治疗方案的人群是那些非肝硬化患者。当这些患者接受药物治疗或内镜治疗失败后，分流手术则可作为治疗选择。对于那些门静脉血栓患者，可推荐行远端脾肾静脉分流术，因为这种手术具有保留脾的优点。对于伴有开放门静脉的非肝硬化患者，可根据当地专业技术情况判断是选择门腔分流手术还是远端脾肾分流手术。

2. 肝硬化患者

显而易见的是，如果患者具有适合肝移植的可能性，那么他们应该在首次出血被控制后接受肝移植的术前评估。如果出血不能被控制，他们应该考虑接受紧急TIPS介入治疗，然后再考虑接受肝移植手术。不适合肝移植的患者可能适合TIPS，前提是他们没有明显的脑病（因为TIPS会加重脑病）。一旦成为移植适应人群（伴有合并存疾病的高风险患者及因为酗酒而不配合治疗的患者被认为不适合接受分流手术），则潜在适合TIPS治疗的患者相对极少。毫无疑问，当移植不能作为治疗选择时，患者需要考虑接受分流手术（前提是他们的肝功能为Child-Pugh A级或B级）。

第二节　胆石症

英国的一项尸检研究发现，在各年龄段中，大约12%的男性和24%的女性都存在胆结石，北美胆石症的发病率与英国相似，有10%~30%的胆石症患者有症状。美国本土胆石症的患病率更高，在25~44岁年龄组中，男性患病率为50%，女性患病率为75%。遗传因素是胆石症的重要病因。英国每年要实施4万例胆囊切除术，而美国每年要实施50万例胆囊切除术。约有12%的胆囊结石患者在行胆囊切除术时或切除前发现有胆总管结石，这就意味着英国每年要清除至少4000例胆总管结石。

一、临床表现

胆石症的临床表现与结石的位置有关，不同位置的结石有不同的临床表现。

（一）胆囊结石

局限于胆囊内的结石可以表现为急性胆囊炎、胆绞痛、反复发作的轻微胆绞痛引起的慢性复发性腹痛，或通常称为胃积气消化不良的一系列模糊的症状。

1. 病理生理学

胆囊颈部结石嵌顿引起胆囊痉挛可导致胆绞痛，一旦结石退回到胆囊内或胆汁排空，疼痛就能得到缓解；反之，胆囊颈部结石持续嵌顿会引起持续的疼痛。聚集的胆汁成分改变，产生局限的炎症反应，引起更为剧烈的绞痛，可持续几天才能缓解。胆囊继发感染、毒血症，进而发生胆囊积脓、坏疽、胆囊穿孔等并发症。胆囊积脓患者表现为疼痛、右上腹部压痛和高热。此时，保守治疗效果不明显，积极的干预措施是必要的。随之而来的胆囊水肿和内部血管的缺血可导致胆囊壁的坏疽，继而发展为胆囊穿孔。

胃积气消化不良的病理生理学机制目前还不清楚。当有临床症状不明显的炎症发作时，胆囊可以是皱缩和收缩的，但在由胆囊结石引起胃积气消化不良而行胆囊切除术的患者中，发现一个外观正常的胆囊的情况并不少见。传统的观点认为，餐后不适的原因是胆囊收缩挤压了结石，但在一般人群中，这种症状和胆石症之间的关系不是很密切。黏液腺囊肿就是空虚的胆囊中结石影响哈特曼氏囊而形成的。胆囊结石阻塞胆管之后，胆囊继续分泌黏液，使胆囊持续增大，这使增大的胆囊易被扪及。

2. 临床特点

胆囊壁的病理检查所见和临床特征之间的关系不是很大。通常情况下，急性胆囊炎呈现锐性的、恒定的右上腹疼痛，这种突发的、频繁的疼痛往往早几年于进食后腹部不适时出现。疼痛在刺激或运动后进一步加重，常常放射到背部或右肩胛骨顶端，并与恶心、呕吐或食欲缺乏相关，可能持续数天。实验室检查提示毒血症。腹部检查见右上腹软，典型的墨菲征阳性体征可被引出。大多数病例可以触及炎性包块，这是水肿的、增大的胆囊被周围的网膜包绕的结果。一旦临床上出现高热、心动过速、心肺功能受损的体征，将明显提示胆囊积脓形成。弥散性的上腹部腹膜炎体征是胆囊穿孔的标志。黄疸表明存在胆总管结石，但需与胆总管炎性和水肿受压相鉴别。

急性胆囊炎的胆绞痛与之相类似，但通常不受运动影响，并且仅持续几个小时，通常在进食油腻食物后出现并会自行缓解。胆囊结石引起的慢性疼痛常归咎于胃积气消化不良，其特点是餐后饱胀、嗳气、恶心、反胃等。胆囊结石患者常有家族史，这有可能是胆囊结石发生的诱因。那些胃积气消化不良或胆绞痛反复发作的患者实验室检查几乎无任何异常。

（二）胆总管结石

1. 病理生理学

并不是所有的胆总管结石都有症状。传统观点认为胆总管结石不发生胆绞痛，因为胆总管不含平滑肌，而胆囊切除之后右上腹部疼痛是胆总管结石存在的征兆。阻塞在胆总管下段的结石可伴有恶心、呕吐。奥迪括约肌和十二指肠乳头括约肌痉挛时可有放射性的背部疼痛。当结石阻塞胆胰接合部狭窄处或者壶腹部时，会导致梗阻性黄疸。如果结石自然掉落，黄疸就可以自然消退，也可能存留继续影响，直至被清除。胆总管下段的结石还可以阻塞胰管引起胰腺炎，同时伴有黄疸。胆道梗阻和胆汁引流不畅可以引起逆行胆道感染。约80％的胆总管结石患者的胆汁里可以检测出大肠菌群。胆道梗阻继发胆道感染表现为典型的查科三联征，包括腹痛、梗阻性黄疸、发热（有或没有寒战）。急性胆管炎可能进展为急性梗阻性化脓性胆管炎，表现为腹痛、梗阻性黄疸、发热、低血压、精神障碍（Reynolds五联征），需要早期识别和及时行经内镜逆行胆胰管成像（ERCP）解除胆道梗阻以挽救生命。

2. 临床特点

若在胆囊切除术后出现一段时间右上腹疼痛，则胆总管结石的可能性较大。然而，大多数的胆总管结石因为无症状而不易被发现，常在胆囊切除术后或胆总管结石并发梗阻性黄疸、胰腺炎、逆行胆管炎感染时才被发现。腹痛与梗阻性黄疸是由于胆结石嵌于胆总管下段，需与恶性肿瘤相鉴别。除了尿中存在胆红素和大便呈灰白色外，梗阻性黄疸还可引起瘙痒和脂肪泻。体格检查通常不能扪及胆囊，而是出现胰腺炎的特征性表现。一旦胆道逆行感染将会出现黄疸，伴有寒战和发热。患者颜面潮红、心动过速、血压下降是菌血症或败血症的表现。

二、检查

根据临床表现诊断胆石症并不确切，胆石症的诊断主要依赖于相关的实验室检查和影像学检查。胆结石引起的疼痛与其他急腹症引起的疼痛相鉴别时应做的检查包括直立位胸片和腹部平片。小于10％的胆结石是不透射线的，因此腹部X线片检出率比较低。肠梗阻时，偶尔在胆道里可以同时看到空气，提示存在胆囊肠瘘或胆石性肠梗阻。

（一）血液检查

对怀疑有胆石症的患者应常规做肝功能检查（LFT），这虽然对胆囊结石患者没有多大意义，但是可以检查出胆总管结石。肝前性黄疸过度溶血时，可有单纯性非结合胆红素增加。肝细胞性黄疸时，比如肝炎，生化指标变化是结合或非结合胆红素升高、谷草转氨酶（GOT）和谷丙转氨酶（GPT）水平升高，以及碱性磷酸酶（ALP）相对正常或略微升高。肝后（阻塞）性黄疸表现为单纯结合胆红素升高、ALP升高、GOT和GPT水平正常。阻塞性黄疸或急性胆管炎时，转氨酶水平随着肝细胞损伤过程而升高。胆总管无梗阻性结石时可发生轻微的肝功能异常。这些轻微的肝功能异常在条件允许的情况下鼓励行术中选择性胆管造影，尽管有肝功能异常的患者不一定都有胆总管结石，但大约有60%的胆总管结石患者（包括无症状结石）都有一个或多个肝功能指标异常。胆红素、ALP和γ-谷氨酰转肽酶（γ-GT）是最敏感的测试指标。急诊时，血清淀粉酶或脂肪酶的水平应作为排除胰腺炎的诊断指标。白细胞计数升高可支持急性胆囊炎的诊断。

（二）超声

超声是诊断胆石症使用最广泛的检查方法。超声易于操作，几乎不引起患者不适，同时避免了辐射和潜在的有毒造影介质，还可用于证实和评估上腹部的其他结构。超声检查可以测出胆囊壁的厚度和胆囊内容物，这可能为治疗方案的管理提供更多有用的信息。虽然超声可以识别增粗的胆总管和胆囊里的小结石，但是难以识别胆总管结石。如果无法识别胆囊，且在胆囊区域中存在回波聚焦，就几乎可以断定扩张的胆囊中存在结石。用高品质的超声可以检出至少95%的胆囊结石患者。超声检测胆总管结石的可靠率为23%～80%，这取决于被检查者的体型和检查者的经验。

（三）超声内镜检查术（EUS）

普拉特（Prat）等报道超声内镜检查术检测胆总管结石的敏感度为93%，特异度为97%，更接近ERCP（89%和100%）。超声内镜检查术比经腹方法检查更敏感。诺顿（Norton）和奥尔德森（Alderson）报道，在44例"特发性"胰腺炎患者中，使用超声内镜检查术发现14例有胆石症。

（四）计算机断层扫描（CT）

CT比超声更能准确地识别胆总管结石，确诊由胆总管结石引起的梗阻性黄疸的敏感性达75%。然而，CT对胆囊结石的检出率较低，在某种程度上可能是因为胆固醇结石与胆汁在CT上是等密度的。新一代螺旋CT和磁共振成像可能会更好地帮助确诊胆总管结石，但它们和腹部超声扫描相比，潜在的优势并不明显。螺旋CT下静脉输注造影可以准确地重建胆囊管和胆总管的解剖结构，对于那些因严重黄疸而不能行磁共振胰胆管成像（MRCP）的患者，可显示胆总管结石的轮廓。

（五）放射性同位素成像

静脉注射锝标记的羟基亚氨基二乙酸（HIDA）可分泌到胆汁中，可用于检查胆道系统或胆肠吻合口是否通畅，但诊断胆囊结石效果不佳。由于胆囊管阻塞，胆囊无法显影，有助于急性胆囊炎的诊断，但由于图像太差，无法提示是否存在胆总管结石。HIDA扫描对右上腹部疼痛、发热，胆结石和右下叶肺炎患者的诊断有帮助。牵涉痛和压痛可混淆临床症状，存在有功能的胆囊不太可能诊断为胆囊炎。HIDA扫描对重度黄疸病例没有诊断价值，因为同位素不能进入阻塞的胆道系统。

（六）磁共振胰胆管造影

快速的图像采集和处理软件使得MRCP对胆胰系统的成像细节足以和ERCP媲美。MRCP依据液柱成像的原理，可以清晰地显示胆道、十二指肠和胃的细节。对于扩张胆道的成像更明显，胆汁流动会被误认为是胆结石而出现假阳性结果。MRCP诊断胆总管结石的灵敏度为95%，特异度为89%，准确度为92%。它是否能用于检测肝外胆管解剖变异仍不明确。按非侵入性试验的标准，刘（Liu）等将怀疑有胆总管结石的患者分为4组，对于那些有极高风险的胆总管结石患者行ERCP，确诊见到结石后再行MRCP检查。结果发现，MRCP诊断胆总管结石的准确率达90%，这使得许多患者免于做不必要的ERCP检查。

（七）经皮穿刺肝胆道成像（PTC）

PTC对于有胆道扩张的患者效果最佳，但不包括那些怀疑结石梗阻致胆道扩张的患者。尽管使用很细的穿刺针头，但是仍有胆漏的风险，对于有凝血功能障碍者有出血的风险。

（八）经内镜逆行胆胰管成像（ERCP）

ERCP被认为是在术前检查胆总管结石的金标准。使用一个侧视十二指肠镜直接观察十二指肠乳头，乳头可以选择性地插套，以提供胰腺和胆总管的图像。水溶性造影剂注入胆道中可显示出胆道系统的图像，并提供优于其他胆道成像技术的图像。在检查时还可以行乳头括约肌切开和取石等治疗。

三、胆囊结石的处理

（一）无症状的胆囊结石

无症状的胆囊结石患者是否一定要做手术切除胆囊仍存在争议。美国的一项研究观察了无症状的胆囊结石患者的自然病程，经超声确诊为胆囊结石的患者被纳入一所大学的健康保健计划中。其调查结果显示，只有2%的患者每年出现胆绞痛或较轻的胆囊炎症状后经检查发现胆囊结石，并没有出现更严重的并发症如黄疸、脓胸、严重的胆囊炎等。麦克谢里（McSherry）和格伦（Glenn）的调查发现，只有10%的无症状的胆囊结石患者在未来大约5年中出现症状，而只有7%的患者需要手术治疗。虽然胆囊结石无疑可以增加胆囊癌的患病风险，但是在该研究中，691例无症状的胆囊结石患者中只有1人最终因为癌症而接受外科手术治疗。要阐明胆囊结石和胆囊癌的关系还需要更多的研究数据。

最近，瑞典的一项人群调查发现，胆囊切除术后平均15年患食管腺癌的风险较之前略有增加，是标准化发病率的1.29倍。可能的原因是胆囊切除后增加了食管暴露在胆汁下的机会。

更多的随机调查研究表明，手术仍然是有症状的胆囊结石患者最好的治疗措施，但对于高龄患者，保守治疗仍在考虑范围内。

（二）胆囊结石的非手术治疗

1. 溶石法

在20世纪70年代初，人们对用溶解剂治疗胆石症表现出极大的兴趣。溶解剂主要是鹅脱氧胆酸（CDCA）。溶解治疗胆石症的先决条件为：有功能的胆囊、多发小结石（其与溶解剂接触时有更大的总表面积，而不像数量较少的大结石）和X线透亮的结石（提示为无钙或无钙杂质的纯胆固醇结石，而含钙结石阻碍溶解）。对于大多数患者来说，要达到疗效的时间是漫长的，通常以6个月之后超声检查发现结石消失作为治疗有效的判断标准。治疗的副作用包括腹部绞痛、腹泻和偶尔的肝功能异常。熊脱氧胆酸（UDCA）和鹅脱氧胆酸一样可有效溶解胆结石。奥唐纳（O'Donnell）与希顿（Heaton）发现用溶解剂治疗胆结石的患者复发率在最初几年里增长迅速，1年的复发率为13%，3年的复发率为31%，4年的复发率为43%，11年的复发率为48%。虽然复发性结石容易被再溶解，但一般经溶解治疗后易再复发。

2. 碎石术

碎石术成功治疗肾结石使人们想到用相同的方法进行胆结石的治疗。早期的碎石机浸泡在大水缸中，后来很快被更小的设备代替。这种设备通过一个充满水的缓冲垫接触小范围的水。然而，胆道的解剖结构使其不能像肾结石一样重复地观察到胆结石的存在。进出胆囊的胆汁和多个胆结石的存在都有可能是该技术失败的原因。艾哈迈德（Ahmed）等报道，接受碎石术的胆结石患者有45%需要后续进行胆囊切除术的治疗，因此碎石术只能在内镜无法取出结石时采用。

（三）胆囊结石的手术治疗

1. 开腹胆囊切除术

在腹腔镜胆囊切除术引进以前，开腹胆囊切除术治疗胆石症的手术死亡率已经下降，许多文章报道手术死亡率低于1%。胆总管探查使开腹胆囊切除术的风险增加了4～8倍。比较北美和欧洲中心的研究发现，12%～14%的患者出现并发症，在多伦多有8.6%的患者要进行胆总管探查，而在日内瓦有17.9%的患者要进行胆总管探查，胆总管探查发生率分别为61%和73%。增加术后死亡率的风险因素包括高龄、急诊入院、3个月内再次入院、入院次数多。该研究还表明，只有18%的患者术后死亡与胆结石或手术有关，而心血管或呼吸系统疾病造成的死亡占48%。

关于开腹胆囊切除术损伤胆管的发生率尚不十分明确，现有的调查数据表明，每300～1000名手术患者中仅有1人会发生胆管损伤。胆管损伤的原因主要是未仔细解剖胆管和对胆管解剖位置认识不足。虽然解剖异常或病理变化确实会增加胆管损伤的风险，但是值得注意的是，一项瑞典的调查报告显示，年轻的女性、之前未进行过任何手术治疗的苗条女性胆管损伤的风险最大。

贝茨（Bates）等对区域综合医院在1980—1985年接受胆囊切除术的一组连续患者进行了详细分析，把年龄和性别进行匹配，无胆结石的作为对照组，结果表明胆结石患者胃积气消化不良更频繁，但和同一时期对照组相比，手术能显著减少症状的发生。在胆囊切除术后1年，有34%的患者仍会出现腹痛，35位患者回院检查，无一例发现有胆管残留结石。多因素分析表明，术前胃肠胀气和持续疼痛时间较长是术后不良事件的危险因素。

2. 小切口胆囊切除术

在腹腔镜胆囊切除术问世前几年，小切口胆囊切除术曾风靡一时，即所谓的微创开腹胆囊切除术，其有助于减少开腹手术的创伤。

目前已有少数对照试验，有些人认为腹腔镜胆囊切除术优于其他术式，另一些人则认为小切口胆囊切除术更好。最近的一次随机试验再次证实，尽管腹腔镜胆囊切除术操作时间较长，但是操作数量仍平稳上升。

该技术依赖于拉钩，在外科医师的手不进入腹腔的情况下显露胃底。术中可以进行胆管造影，但是多数报告中并没有进行造影。笔者有限的自身经验表明，要观察胆囊管与胆总管的位置，术中胆管造影（IOC）的方法并不能和腹腔镜手术相比。小切口胆囊切除术胆管损伤的确切发生率不明，不能等同于大切口胆囊切除术。

3. 腹腔镜胆囊切除术

尽管缺乏随机对照试验，但是医疗机构采用腹腔镜技术行胆囊切除术的热情依然不减。其主要原因是：患者满意，腹腔镜技术可以减轻术后疼痛并能使患者尽早恢复正常活动；可以提供良好的手术视野而受到外科医师的青睐，腹腔镜手术时可以清晰地看到胆囊和胆道系统；可以缩短住院时间而受到医疗服务提供者和患者的欢迎，这可以极大地节约住院费用。

（1）有症状的胆结石

所有有症状的胆结石患者，只要他们的心肺功能可以耐受，都可以采用腹腔镜手术治疗。在所有需手术的患者中，有95%可以用腹腔镜完成手术。肥胖、急性炎症、粘连和之前有手术史的患者均可行腹腔镜手术治疗，但需要术者熟悉腹腔镜技术才能完成手术。孕妇和肝硬化患者行腹腔镜胆囊切除术已经被广泛地报道。欧洲7个中心的大数据统计显示，对1236例患者行腹腔镜胆囊切除术，有96%的患者成功完成了腹腔镜手术，仅有4例患者胆管损伤，无术后死亡，中位住院天数为3天，中位恢复正常活动时间仅为11天。

（2）急性胆囊炎

担心腹腔镜胆囊切除术在治疗急性胆囊炎时可能会增加感染播散或损伤胆管的风险显然是不必要的。几个大宗病例报道显示，虽然腹腔镜胆囊切除术中胆管损伤和中转开腹手术的发生率仍然比开腹胆囊切除术高，但是它的操作过程是成功和安全的。在一些困难的病例中，要改善胆囊三角的显露需要额外置腹腔镜套管或调整腹腔镜套管的位置，使用倾斜视角的镜头并合理安置钻孔的位置。对肿胀或发炎的胆囊进行减压有可能提高手术的成功率。

（3）并发症

对于一个风险承受能力高的择期手术患者来说，腹腔镜胆囊切除术的死亡率<1%，手术风险通常来自并发症。与开腹手术相比，腹腔镜技术可以降低伤口感染率。此外，最近的一项Meta分析表明，预防性应用抗生素也不能保证低风险患者不发生并发症。

（4）日间腹腔镜胆囊切除术

在世界范围内，门诊开展日间腹腔镜胆囊切除术时，在术前要做好患者选择、改进技术，并改善患者术后疼痛、恶心和呕吐等症状。

（5）针孔镜胆囊切除术

针孔镜胆囊切除术使用一个2 mm或3 mm的器械和一个3 mm的腹腔镜进行。一项随机调查研究表明，慢性胆囊炎患者使用该技术治疗可以减轻疼痛，手术的瘢痕也会更小。

腹腔镜胆囊切除术仍在不断发展，如应用多端口技术、减小端口的尺寸和改进仪器。目前还没有证据表明单孔腹腔镜技术的优势在哪里，但是由于受损的人体工程学性能，可能会增加切口疝的发生率。

（6）胆管损伤

欧洲和美国的多中心研究报告并没有证实行腹腔镜胆囊切除术会增加胆管损伤的发生率，其报道胆管损伤的发生率为每200～300例手术中有1例。苏格兰西部正在进行一项腹腔镜胆囊切除术的前瞻性研究，48名外科医师分别对5913名患者行腹腔镜胆囊切除术，结果显示37例有胆管损伤。大部分胆管损伤的定义为损伤大小超过胆管直径的25%，肝总管和胆总管被横断，或术后发生胆管狭窄。在37例胆管损伤患者中，有20例是按此定义分类的，胆管损伤的发生率为0.3%；有19例患者术后才发现胆管延迟损伤。虽然有人提出术中胆管造影在检查胆管损伤时没有作用，但是值得注意的是，仅有8.8%的患者做了术中胆管造影。在这项为期5年的研究中，胆管损伤的年发病率在第3年最高，为0.8%；最后一年下降到了0.4%。一份超过10万例手术的Meta分析报道，胆管损伤的发生率为0.5%。阿切尔（Archer）等强调了有监督的外科手术培训的重要性，这样在有经验的外科医师的帮助下可以缩短年轻外科医师的学习曲线，还强调了术中胆管造影对早期发现胆管损伤的重要性。韦（Way）等从认知心理学的角度分析胆管损伤得出的结论是：解剖上的认知错误，而不是技能或判断误差导致了胆管损伤。这一结论被总结为一些规则，有助于避免胆管损伤。

4. 胆囊造瘘术

对于治疗前急性胆囊炎症状未缓解的患者，在开腹胆囊切除术极有可能损伤胆道系统的情况下可行胆囊造瘘术。胆囊造瘘术可在局部麻醉下进行，造瘘后可行胆囊减压取出结石，并留置引流管。随着急性胆囊切除术可以安全地实行，胆囊造瘘术已经成为一种不常采用的术式。这种术式目前常常在超声或CT引导下经皮穿刺进行，用于心肺功能不能耐受长时间手术的年老体弱者和凝血功能异常的禁忌手术者。当碰到一个困难的腹腔镜胆囊切除术时，在中转开腹的风险仍然很大的情况下，行胆囊造瘘术的价值不是很大。在这种情况下，可插入一个5 mm的套管，重新插入一个新的套管针将引流管直接插入胆囊中。

5. 胆囊次全切除术

如果胆囊与肝致密相连，或者在胆囊三角位置存在大的血管，胆囊管已经清晰确认或通过造影确认的情况下，可在结扎切除胆囊管后，将胆囊后壁完整留在肝表面。这种情况最有可能出现在肝硬化门静脉高压症患者中。

6. 术中胆管造影

关于术中胆管造影益处的辩论已经从开放手术时代持续到腹腔镜手术时代。

（1）常规IOC

许多外科医师在行开腹手术前常规做胆管造影，但是在腹腔镜胆囊切除术时放弃造影，因为他们认为腹腔镜手术造影比较困难。在澳大利亚的一项大宗人群研究中，弗莱彻（Fletcher）等得出的结论是术中胆管造影对预防胆囊切除术并发症的发生有保护作用。在一项超过150万例医保患者行胆囊切除术的大型研究中，弗卢姆（Flum）等证明，那些术中行胆管造影的患者胆管损伤的发生率比不行胆管造影的患者低，而在不使用胆管造影后这种差异就消失了。笔者认为，术中胆管造影在腹腔镜胆囊切除术中发挥着重要作用，不仅可以检测胆总管结石，而且可以明确胆管的解剖，因为胆管损伤的严重程度似乎远远大于腹腔镜手术。腹腔镜胆囊切除术中行胆管造影的时间是比较短的，因此不应在一些较为困难的手术病例中学习术中胆管造影，而应该是腹腔镜胆囊切除术中进行的常规操作，但术中仍需要仔细解剖胆囊壶腹部和接近胆囊部位的胆囊管。通过解剖这些结构的前方和后方，移动胆囊（有时称为"标志"技术或"关键视图"）可以使外科医师看到胆囊后面，从而最大限度地减少对肝门部结构的损伤风险。常规IOC还有助于外科医师成功探查胆总管。

（2）选择性的术中胆道造影

有数据支持在开腹和腹腔镜胆囊切除术中做选择性的胆道造影。腹腔镜胆囊切除术中常规胆管造影意外发现结石的概率仅为2.9%，术中不做造影而造成残余的胆总管结石引起症状的患者只有0.3%。选择何种胆管造影取决于术前调查的预测值。许多研究已经调查了胆总管结石的危险因素，多因素分析表明胆总管的直径增加和多发（>10个）胆结石是显著的独立影响因素。

7. 胆管损伤

胆管损伤的主要原因是胆总管被误认为胆囊管，解剖"附属胆管"（其实是胆总管）的过程被可视化、修剪和分割，导致切除大部分肝外胆道系统。术中胆管造影可以进一步明确套管是否在胆囊管内。如果只有远端胆管显影，外科医师应在完全切断某一胆管前警惕该错误。虽然反对术中胆管造影的人认为，胆管造影的导管入口本身就已经损伤了胆总管，但是这种损伤可以通过直接缝合或者插入T形管后缝合修补。在罕见的情况下，如胆囊管从右肝管发出，在分离胆管毫无进展的情况下，术中胆管造影可以鉴别这种异常情况，有助于避免更严重的损伤。

8. 腹腔镜超声

超声探头可以通过腹腔镜气腹孔更精确地测量胆总管的直径和结石的位置。腹腔镜超声力学扇形和线性阵列探头都可以用来探查胆总管结石，作用和胆管造影相似。腹腔镜超声创伤小、耗时少、辐射低，当由熟练人员操作时，失败率与术中胆道造影相似。在一项大宗病例研究中，肝总管和胆总管的识别率分别为93%和99%，确诊胆总管结石的灵敏度和特异度分别为92%和100%。腹腔镜超声检查显示胆总管直径正常，提示胆总管内无结石的可能性较大。该文章的同一作者后来得出结论，腹腔镜超声可以取代术中胆道造影。有人则认为腹腔镜超声和术中胆道造影应为互补的技术，而不能将它们对立起来。尽管腹腔镜超声准确识别胆管解剖是否可以减少胆管损伤仍有待观察，但其有利于选择性造影的抉择。成本效益也是需要考虑的方面，毕竟添置设备是需要投入资金的。

四、胆总管结石的处理

胆总管结石的自然史是很难预测的。在一项前瞻性研究中，调查1000个有症状的胆囊结石患者，发现73%的患者有胆总管结石的体征，但是术中并未发现有胆总管结石，因此认为术中操作时，结石可能已经掉到胆管下段去了。

胆总管内形成的原发性胆管结石通常由壶腹部狭窄、胆管狭窄、憩室或损伤的胆管蠕动所致。对于这类情况，常常需要根据具体的情况和患者的年龄，选择做胆肠吻合术。行胆总管切开取石及T管引流术治疗原发性胆管结石，复发率高达41%。对于高年资的外科医师而言，尽管担心有发生长期胃肠反流的可能，但是胆肠吻合术仍是一种选择。

继发性胆管结石来源于胆囊内结石，多发生在胆囊切除术前2年之内。在接受手术治疗的有症状的胆囊结石患者中，大约有12%的患者有胆总管结石。他们当中有90%以上的患者有诸如黄疸、胰腺炎、肝功能异常等术前症状，但其中5%~10%的患者除术中胆管造影有阳性体征（如充盈缺损、胆总管末端充盈缺损、造影剂延迟或不流入十二指肠）之外，并没有胆囊结石征象。

如何处理胆总管结石目前仍然是一个有争议的话题。接下来，将按顺序讨论笔者认为最实用的处理胆总管结石的方法。

（一）腹腔镜下经胆囊管胆总管探查

腹腔镜胆总管探查可以通过胆囊管或胆总管两种途径进行，使用的器械有纤维手术器械和影像引导下的金属丝网篮或球囊。对于通过胆囊管途径探查胆总管，需提高对这一技术的重视是因为其容易关闭，不必增加体内缝合技术；另外，其术后恢复类似于单纯胆囊切除术。通过胆管造影仔细评估胆总管的直径和结石的位置来决定最佳方式是必要的。

笔者早期首选的腹腔镜探查方法是使用C臂机，C臂机具有可动性好的特点，可以提供多角度的动态图像透视。笔者使用的是5.5 Fr和70 cm长的不透射线的尼龙导管，这种导管尖端柔软，底部有端孔和侧臂，侧臂连接一个注入造影剂的导管。当打开胆囊管插入胆管造影导管时，未看到胆汁回流是一个信号，这时可挤压胆囊管向后拉伸，使在胆总管里的石头能被挤出来，而不是将它们推入胆总管中。进行胆管造影时，注意观察胆囊管和胆总管直径、结石的数量、结石的大小，以及它们在胆道系统中的分布情况。如果胆总管结石的大小适合通过胆囊取出，结石的数量不是很多，这样经胆囊管取石的成功机会较高。清除结石时使用的是一个75 cm长的取石篮。取石篮管尖端应位于套管末端内，以避免在管道穿孔。一旦套管末端在C臂机影像帮助下进入胆管，取石篮向前插入结石，把结石圈套在取石篮里面，经由胆囊管向外拉，取出结石。一开始先去除近端结石是有用的，避免在十二指肠里打开取石篮或通过壶腹部时拉出打开的取石篮很重要。任何嵌顿的结石可置入一个4 Fr Fogarty导管，越过结石，球囊充气膨大后将导管撤出。嵌顿结石取出失败时，需要行胆道镜检查并行碎石术治疗。

在传统开腹手术中，术后留置T形管使胆总管减压，直到胆汁可以通过壶腹部并确认无胆漏。大多数腹腔镜下经胆囊管胆总管探查未报道常规放置胆总管引流，常规会放置肝下引流。

越来越多的证据表明，其中包括3个随机试验，有60%～70%的患者都能通过胆囊清除结石。

（二）腹腔镜胆总管切开术

有将近35%的患者在进行腹腔镜胆总管探查时会失败，那么接下来我们将考虑行胆总管切开术。胆总管切开术的唯一绝对禁忌证是胆总管直径<8 mm。另外，我们还需注意，近1/3的患者会出现自发性的胆总管结石，而胆总管较小将增加患者的患病率。所以，腹腔镜胆总管切开术适合经验丰富的医师操作。

一旦取出胆总管中的结石，那么置入T形管或者在壶腹部放入支架都是可行的。因为置入T形管或者放置支架可以明显增加术后胆汁的引流，从而降低胆总管压力。由于壶腹部是最容易受到结石冲击的，因此壶腹部已行撑开手术的患者和胆管炎患者，放置肝外引流是必需的。

（三）传统胆总管切开术

要想成功进行胆总管探查，只能通过一个适当大小的胆总管切口以取出明显的结石和进行胆道镜检查。由于许多外科医师报道大部分患者并没有残余结石，因此开放性胆道镜手术在20世纪70—80年代逐渐减少，大概从10%降至1.2%。在一开始的近端胆总管探查中，如果有扩张，通常能看到数段胆总管。一旦我们确定上段胆总管通畅，那么就能检查远端胆总管了。必须在看到壶腹部的结构后才能退出胆道镜。一旦发现结石，就可以通过取石篮将结石取出，直到胆总管通畅。胆总管可以放置或者不放置T形管。对于经验丰富的医师来说，后面的步骤不是必需的；但对于经验不足者来说，这有助于确定术后胆总管的通畅性且无需进行再次手术就能检查。

随着腹腔镜胆总管探查技术的进步，最重要的区域就是在有大的胆总管结石和慢性胆囊炎形成的米里齐综合征Ⅱ～Ⅳ型侵袭区域。用剩余的胆囊壁重建胆总管或胆肠旁路时，最好的方法就是开腹手术。

（四）经内镜逆行胰胆管造影

随着腹腔镜胆囊切除术的出现，经内镜逆行胰胆管造影术（ERCP）和内镜下括约肌切开术（ES）成为胆总管结石的常用取石方法，尽管腹腔镜技术并未广泛普及。此外，随着ERCP和ES技术的应用，在行胆囊切除术时并不要求进行胆总管造影，但是这样也增加了额外的、不必要的操作。腹腔镜胆总管探查无论采取哪种方法，在处理胆囊结石或胆总管结石时都具有优势。

人们普遍认为内镜取石是胆囊切除术后患者的首要选择。另外，对于有些高危患者，如急性胆源性胰腺炎和急性胆管炎患者，当患者胆囊存在时同样适用。笔者认为，当经胆囊管胆总管探查失败时，ERCP同样可作为一种选择，但不宜作为所有胆总管结石患者的首选方法。括约肌切开术能够清除90%～95%患者的结石，而内镜下取石的成功率为85%～90%，有经验者成功率更高。将近10%的患者会出现并发症，常见的并发症包括出血、急性胰腺炎、胆管穿孔和十二指肠后端穿孔，但死亡率不到1%。但是由于基础疾病严重程度的不同，其30天死亡率最高可达15%。对于结石直径<15 mm的患者，乳头括约肌扩张术相较于切开术能够降低死亡率。内镜下去除胆总管结石的常见困难包括解剖异常等，如壶腹部憩室或之前接受过手术。结石直径>15 mm或者是肝内胆管结石、胆管狭窄近端结石，同样增加了结石取出的难度。辅助技术包括机械碎石、冲击波碎石或者化学溶解。据报道，虽然这些方法能使80%的患者去石，但是需要经过多次治疗及接下来的ERCP取石。在进行腹腔镜胆总管探查前行ERCP取石，从而避免开放性取石（会显著提高死亡率），因此ERCP常用于之前接受过手术的高危患者及某些年轻的胆总管结石患者。在腹腔镜时代，可以依据当地的内镜及腹腔镜资源和专业技术，采取相应的管理策略。

1. ERCP支架置入

有将近5%的患者取石不完全或无法取石，经鼻支架置入能够降低胆总管压力和防止远端胆总管结石嵌顿。这种方法能够提高临床患者的身体条件，直到患者能逐渐达到内镜完整取石的条件。胆道内支架置入能够降低昏迷患者或者不配合患者鼻导管脱落或移位的风险。虽然几个月后，支架可能会阻塞，但在支架旁边仍有胆汁通过；另外，支架的存在能够避免胆总管下段结石形成。在术前准备时，如果患者出现黄疸，那么支架置入是必要的。从长远来讲，胆管炎反复发作时易形成继发性胆汁性肝硬化，因此在完整进行手术前应该仔细考虑患者的身体状况。

2. 术前ERCP

对于有些患者来说，在进行了MRI或CT扫描检查后，ERCP可以作为术前清除胆总管结石的一种方法。这种方法的优点是在进行手术前就能将石头取出。ERCP作为一种探查可疑结石的手段，使患者无需进行成像检查且避免了不必要的内镜检查。

一项随机研究表明，术前进行括约肌切开与开腹胆囊切除和胆总管探查并没有显著差异。尽管如此，ERCP和ES仍然是胆总管结石最受欢迎的治疗方法，越来越多的外科医师不愿意行手术胆总管探查而倾向于ERCP。

行胆囊切除术前仍需常规排除胆总管结石，除了那些条件太差或不适合麻醉的患者。据推测，在进行ERCP或ES后仍保留胆囊，则会有近47%的患者再次出现胆管病症，大部分仍需再次行胆囊切除术。

3. 术中ERCP

近年来，有几项报道显示该技术取得了成功，但大部分中心并不认为有必要行此项检查。

4. 术后ERCP

如果术前不怀疑有结石，那么在胆道造影下行腹腔镜胆囊切除术时同样能够进行检查；如果外科医师无法进行胆总管探查，那么在术后行ERCP发现胆总管结石称为术后内镜检查。这种方法将大大降低常规ERCP的检查次数和术前ERCP的选择性检查。这样的话，只有很少的ERCP未能清除结石的患者需要再次手术。如果是经验丰富的医师进行腹腔镜胆总管探查，那么ERCP只需要在少部分失败的患者中进行。最近有随机研究表明，这种方法是安全有效的。

到目前为止，ERCP的精确性还有待明确，且很可能取决于专业知识和实践水平。对于胆囊切除术后怀疑有胆总管结石的患者，大部分研究显示这种方法是可行的。

保留直径<5 mm的结石仍存在争议。一项小规模试验在进行33个月的随访后发现，有近29%的患者出现症状，但经ERCP治疗后基本都能解决。

5. 腹腔镜胆总管探查与术前或术后ERCP

目前，依照当地条件，有一系列指导外科医师处理胆总管结石的指南。对于已开展ERCP技术的医院，其外科医师并不需要经历腹腔镜学习的曲折过程。而对于那些未开展ERCP技术的医院，在进行腹腔镜胆总管取石时将会有更多的焦点问题。

术前ERCP和腹腔镜胆总管取石被认为是非常有用的方法，但经胆囊取石的患者住院时间更短。

有项研究表明，术前ERCP与腹腔镜胆总管取石的效果是一致的，但是前者胆囊切除率低且结石再次出现率高。术中放置支架提高了术后ERCP的成功率和取石率。

随着经验的积累，对于胆总管取石，外科医师将会有越来越多的选择，没有一种方法能完全适合取出所有结石。总体来讲，如果结石较少，直径较小（<1 cm），或位于胆总管远端，那么探查将会有较高的成功率。但如果结石较大、较多，或位于肝内胆管或肝总管内，或直径>5 mm，那么胆道镜探查可作为首选。

在腹腔镜或开腹手术中，若结石碎片无法取出，尤其是在壶腹部，术中碎石可作为一种治疗选择。在气压一定时，使用激光或液电碎石需要一定技巧。这使得十二指肠切开治疗显得过时。

当需要进行腹腔镜探查时，术前的充分准备能够显著降低复杂程度。当探查失败时，外科医师可有以下3种选择。

（1）结扎胆囊管，完整切除胆囊和依靠术后ERCP。

（2）腹腔镜胆总管切开。

（3）进行剖腹探查和开放性胆总管检查。如果腹腔镜胆总管切开失败，那么接下来的选择包括放置T形管且于6周后经T形管取石，术后ERCP或括约肌切开，或开放性胆总管探查。具体选择哪种方法视情况而定，但是术前应该充分讨论患者的病情。

对于高胆总管结石风险的患者，术前ERCP被证明是最实用的方法，且有研究表明这能降低并发症和促进恢复。笔者认为，最有效的方法是腹腔镜胆囊切除术、IOC和胆囊管结石清除，对于残留结石可行ERCP。因此，学习这项技术是必要的。

最近有回顾性文献表明，腹腔镜胆总管探查是所有胆总管结石患者最安全有效的治疗方法，甚至优于ERCP取胆总管结石。

（五）胆总管结石残留或复发

胆总管结石复发率约为10%。在一项包括169名患者的长达19年的回顾性随访研究中，原发性胆总管结石、结石直径>16 mm及壶腹部憩室患者的复发率较高，而进行过胆总管胰十二指肠吻合术的患者，发病率最低。

术后T形管造影发现残留结石时，ERCP是最好的处理方法。如果ERCP取石失败或者不能进行，经T形管窦道胆总管探查是必要的。T形管胆道形成通常需要至少6周时间，在此期间，可以进行经皮胆道镜和放射学检查。胆管造影需要在结石自发通过之前立即进行。

在T形管移除之后，在原位保留导丝，可操纵导管或胆道镜下降到下段胆总管进行探查。对于胆道镜技术，该技术的其余部分在开放手术时同样可以实行。操作导管技术、透视和进一步的胆管造影可作为取石篮取石的方式。

如果不能确定结石是否完全取干净，那么还可以放置直管作为以后取石的方式之一。这两种方法取石的成功率可在95%以上，且胰腺炎和出血等的风险降低。由于没有明显的时间限制，且患者乐于在门诊进行T形管护理，这种方法还是非常有效的。

（六）肝穿刺取石

对于部分患者，尤其是之前接受过胃次全切除术的患者，壶腹部不宜进行ERCP检查，可通过经肝穿刺检查进入胆总管。在植入导丝后，可通过各种扩张器进入胆总管，从而形成通道，再通过胆道镜或者操纵导管进行取石。

第三节 肝胆损伤

肝是腹部钝性伤最易损伤的器官。尽管肝处于腹腔内相对受保护的区域，但仍容易损伤。难以控制的出血及脓毒并发症的发生，明显提高了肝损伤的并发症发生率及死亡率。

一、肝损伤

（一）肝损伤的分类

肝损伤的严重程度由轻微的被膜裂伤（伴或不伴肝实质损伤）到广泛性肝叶段损伤并发肝门静脉或腔静脉损伤不等。美国创伤外科协会通常采用的肝外伤分级法，最初于1989年由摩尔（Moore）和同事制定，并于1994年修订（表1-3）。肝外伤的分级依据影像学、术中发现或尸检报告等进行评估。若存在肝多发性损伤，在原程度之上再进一级。Ⅰ级或Ⅱ级肝外伤划定为轻度，发生率为80%～90%，通常较少或无需行手术治疗；Ⅲ～Ⅴ级肝外伤划定为重度，可能需要手术治疗；Ⅵ级则生存率极低。施韦泽（Schweizer）等基于这种分类方法建立了肝损伤患者管理体系，建议对轻度损伤患者行非手术治疗，将手术治疗选择性应用于更合适的患者群体。

表1-3 美国创伤外科协会采用的肝外伤分级法

分级		描述
Ⅰ级	血肿、裂伤	血肿位于被膜下，<10%肝表面积；被膜撕裂，实质裂伤深度<1 cm
Ⅱ级	血肿、裂伤	血肿位于被膜下，10%～50%肝表面积；实质裂伤直径<10 cm，深度1～3 cm，长度<10 cm
Ⅲ级	血肿、裂伤	血肿位于被膜下，>50%肝表面积或仍在继续扩大；被膜下或实质内血肿破裂；实质内血肿>10 cm或仍在继续扩大，实质裂伤深度>3 cm
Ⅳ级	裂伤	实质破裂累及25%～75%的肝叶或单一肝叶内有1～3个奎诺（Couinaud）肝段受累

续表

分级		描述
V级	裂伤、血管损伤	实质破裂累及75%以上肝叶或单一肝叶超过3个奎诺肝段受累；近肝静脉损伤，即肝后下腔静脉/主要肝静脉损伤
VI级	血管损伤	肝撕脱伤

注：Ⅲ级或以下者如为多处损伤，其损伤程度则增加1级。

患者的初步评估和管理应按照美国创伤外科协会制定的高级创伤生命支持（ATLS）指南进行，首先应关注患者的气道、呼吸和循环。保证气道通畅后，建立静脉通路，开始行液体复苏。

在创伤患者的管理中，大量液体复苏仍受到质疑，有临床证据表明过度补液可造成不良预后（以上证据引自美国），其资料中收录了大量因穿透性伤收治于创伤中心的年轻患者的信息，此结论不一定适用于其他国家的临床实践。

（二）肝损伤的诊断

在腹部穿透性伤中，对任何有腹部伤口的患者都应怀疑有肝损伤，尤其当穿透性伤口位于胸部下段、肩胛骨下角冠状面以下时。

肝损伤患者可能以重度休克及腹胀为临床表现。若充分补充血容量后仍处于低血压状态且合并全腹胀，则是剖腹探查的指征。下文将详细介绍此情况下患者的术中管理措施。急诊胸廓切开同时交叉夹闭胸降主动脉的紧急干预措施，即使在有经验的手术中心，其预后也不佳。

在费利西亚诺（Feliciano）等5年内收治的1000例肝损伤患者中，为控制肝外伤出血而急诊行胸廓切开术的45例患者全部死亡。回顾性分析苏格兰11年来收治的783例肝损伤患者的临床资料，其中11例急诊行剖腹手术或胸腹联合手术均未获成功。

在非紧急情况下，即患者血流动力学指标稳定，行液体复苏有效时，适时手术探查可获知肝损伤的相关情况，并确定是否合并腹腔其他内脏器官的损伤。以交通事故为例，首先应注意采集详细的临床病史，并对道路交通事故的过程予以特别关注，根据救护车随车医护人员、事故目击者或警方的叙述，尽量还原事故原貌。事发时的车速、伤者所坐位置、安全带使用情况、气囊安全系统状况及伤者被弹出史等均为重要信息。意识清楚的肝损伤患者可主诉有腹痛，肩部疼痛可能是膈肌下血液刺激膈神经所致。

在液体复苏的同时，应行详细的体格检查。在视诊过程中，应注意前腹壁的擦伤可能提示安全带挤压，侧面擦伤可能提示腹膜后出血。意识清楚的患者有局限性或全腹腹膜炎体征。尽管有证据表明阿片类镇痛药并不能明显掩盖急性腹痛患者的体征，然而腹部创伤患者若伴有头外伤、酒精中毒或需要辅助通气等复杂情况时，这一结论并未得到验证。

基本检查包括全血细胞计数（血红蛋白和血细胞比容）、血清尿素和电解质、血清淀粉酶、凝血系列及交叉配血试验。若患者情况稳定，应行胸部立位X线片及腹部平片检查。诊断肝损伤的要点包括下位肋骨骨折、右膈肌抬高，腰大肌影消失提示腹膜后出血。腹膜后十二指肠穿孔时，腹部平片右上象限可见软组织影，腰大肌影消失，偶可见肠腔外气体。

初步评估后，对于意识清醒、经补充血容量后血流动力学指标不稳定并伴腹膜炎体征的患者，应尽早行剖腹手术。对于血流动力学指标稳定、疑有肝损伤的患者，此阶段应进一步行诊断性检查以明确损伤性质。理想的检查应能证实肝损伤的存在及程度，并提供是否合并其他内脏器官损伤等重要信息。

此前，诊断性腹腔灌洗术（DPL）可快速诊断腹腔内出血，尤其适用于意识不清、体征不明的患者。但DPL为侵入性检查，且灌洗液呈阳性结果并不能提供损伤部位及性质的相关信息。

目前倡导的一项用于创伤评估的检查为创伤超声重点评估（FAST）。评估范围包括心包、右上腹（包括肝肾隐窝）、左上腹和骨盆。此评估并不能提示器官损伤的程度，可提示出血的存在。一项大型资料分析表明，使用急诊超声辅助诊断腹部钝性伤的敏感性为28%～97%，特异性近100%。

罗兹基（Rozycki）等认为右上腹腹腔内出血可能提示肝损伤，并建议在原诊断步骤中增加腹部外伤的超声评估内容，其他研究中心也认为超声可作为疑有肝损伤患者病情评估的首选检查。然而，理查兹（Richards）等的研究提醒我们要格外注意假阴性结果，在1686例腹部外伤的超声检查中，71例患者合并有肠或肠系膜损伤，其中30例超声检查为阴性结果（假阴性率43%）。腹部快速B超检查应用于临床的限制因素包括检查者经验不足、腹膜后部位评估受限、气腹状态下探测准确度不高、肥胖患者评估困难、腹壁有伤口时评估困难等。

CT是评估疑有肝损伤患者的金标准，静脉注射造影剂可能有助于观察失活的肝实质。CT用于诊断肝损伤有较高的敏感性和特异性，损伤时间越长，血肿和裂伤越易于在CT下显示，因而CT的敏感性和特异性越高。许多研究者报道了肝损伤的CT特征性表现。静脉注射造影剂时，肝实质内"池样聚集"征象与进行性出血有较强的相关性。横田（Yokota）和杉本（Sugimoto）等用"门静脉周围轨道征"来描述汇管区周围的低密度区域。"门静脉周围轨道征"是指格利森鞘的血液或液体聚集于门静脉区，提示汇管区有损伤。如果该征象出现于肝周，极有可能提示胆管周围损伤，表现为胆漏。此外，口服造影剂并未提高CT在诊断肝损伤时的阳性率。在此，应注意CT评估肝损伤的限制因素。CT下肝外伤分级可能不同于术中结果，且CT提示的损伤程度与随后的术中结果相比，往往有过度诊断之嫌。CT不应单独用于评估失血量，且CT不能准确评估肝某些区域的裂伤程度，特别是近肝镰状韧带处。

明确上述限制因素后，CT在一定程度上有助于明确肝损伤程度，对于提示其他腹腔内脏器官损伤也具有意义，尤其是胰腺损伤。CT可对肝损伤进行分级，为非手术治疗提供必要的客观评价标准。目前的改进有精准三维图像重建，技术方面的改进如螺旋CT下静脉注射造影剂，可见胆道系统（CT胆道成像）与血管走行（CT血管成像）。

一些研究者建议，将全身CT扫描作为复合外伤患者的早期诊断工具，并认为这将改善34%的钝性伤患者的治疗方案。据报道，这一建议的试行已将死亡率降低30%。其他支持影像学检查的依据为：可缩短从入院到临床干预的时间，有助于血流动力学指标不稳定患者的治疗。

肝损伤的其他诊断性评估和治疗方式如下。

非侵入性影像学技术如MRI，由于成本较高、扫描时间较长，这项技术在创伤诊断中并未普及。

血管造影对肝损伤的非手术治疗有重要指导作用。对于进行性失血或胆道出血，急诊行CT血管造影可见造影剂外渗，同时可行治疗性血管栓塞术。有报道称，若怀疑有再出血，在损伤控制性手术后行血管栓塞术的疗效优于再次手术。

在特定情况下，也可采用其他诊断性手段。ERCP可显示肝损伤患者的胆道系统，内镜经乳头植入支架可用于胆漏的治疗。

诊断性腹腔镜技术已成功应用于腹部外伤患者，腹腔镜下用纤维蛋白胶治疗肝损伤也有相关报道。腹腔镜下处理肝损伤时应注意，全身麻醉、肌松效应及气腹的建立可能对肝周血肿造成压迫。此外，腹腔镜并不能对肝实质损伤提供足够的评估信息。基于以上原因，腹腔镜在肝损伤中的评估作用尚未获得认可。

（三）肝损伤患者的处理：非手术治疗

小儿外科首先报道了腹腔内实质脏器损伤患者非手术治疗的可行性，并迅速应用到成人外科。在CT普及之前，里奇（Richie）和方卡尔斯鲁德（Fonkalsrud）报道了4例肝损伤患者成功保守治疗的案例。同年，怀特（White）和克利夫兰（Cleveland）的报道间接证明了非手术治疗的可行性。他们连续报道了126例肝外伤患者，均行剖腹探查术。其中67例（53%）患者在剖腹探查中仅于肝下区放置引流管。随后发现50%～80%的肝损伤出血可自发停止，这表明部分肝钝性伤患者可行保守治疗。

肝损伤的非手术治疗行之有效。1985年，美国俄勒冈州波特兰市的特朗基（Trunkey）小组首先制定了可选择保守治疗的患者群体标准，具体如下。

第一，血流动力学指标稳定。

第二，无明显腹膜炎体征。

第三，可行高质量CT检查。

第四，有经验丰富的放射科医师。

第五，能密切监测患者病情。

第六，有经验丰富的肝脏外科医师。

第七，单纯性肝损伤，腹腔内出血量<125 mL。

第八，排除其他重要腹腔内脏器官损伤。

法尔内（Farnel）等将此标准中的腹腔内出血量设定为250 mL，并提出了可行保守治疗的某些肝损伤类型。随后，费利西亚诺建议任何肝钝性伤，不论其损伤大小，如果患者血流动力学指标稳定且腹腔内出血量<500 mL，都应行保守治疗。近年来，成功行非手术治疗的肝损伤类型逐渐扩展，目前大部分学者认为，行非手术治疗的最终决定性因素是入院或经初步复苏后患者血流动力学指标稳定，而非CT所示肝外伤分级或腹腔内出血量。

孟菲斯（Memphis）在为期22个月的针对肝钝性伤患者的前瞻性研究中，对行非手术治疗的血流动力学指标稳定的患者预后与行手术治疗的患者预后进行了比较。该研究报道了136例肝钝性伤，24例（18%）行急诊手术（死因与肝损伤无关），100例成功行非手术治疗。其中，30％为轻度损伤（Ⅰ级、Ⅱ级），70％为重度损伤（Ⅲ～Ⅴ级）。这一研究表明，对于血流动力学指标稳定的患者行非手术治疗是安全的，并且不依赖于CT所示的肝外伤分级。行非手术治疗组中，输血需求及腹部并发症发生率均较低。

布恩（Boone）等报道了一项单中心研究结果，在128例肝钝性伤患者中，46例（36％）成功行非手术治疗，其中有23例为Ⅲ级、Ⅳ级损伤。495例患者为文献回顾分析，结果表明非手术治疗的成功率为94％。在治疗过程中，平均输血量为1.9 U，平均并发症发生率为6％，平均住院日为13天，未发生肝相关性死亡，也未遗漏肠损伤。

目前的共识为，腹部钝性外伤行保守治疗的患者群体选择不能仅依靠CT，应行全面评估，必须经反复详细的临床检查，密切监测血流动力学指标及血液学指标。在非手术治疗中，出现血流动力学指标不稳定是临床早期干预的主要指征。对于胆漏或继发性肝脓肿患者，需及时行介入治疗（常需放射学或内镜判定）。

行非手术治疗时，医师需谨记，空腔脏器损伤的风险随实质器官损伤数目的增加而增高，少数可出现严重的迟发出血。然而，肝损伤的自然病程更类似于肺、肾损伤，患者病情恶化呈渐进性，血红蛋白水平逐渐下降，液体需求量逐渐增加。而脾损伤通常处于急性失血、失代偿状态。因此，在密切监测下，行非手术治疗失败的患者可早期发现并及时行手术治疗。

近十年来，尽管对于肝损伤后血流动力学指标稳定的患者行非手术治疗已成为临床共识，但住院患者CT随访监测肝损伤仍备受争议。德米特里亚德斯（Demetriades）等报道，术后平均10天行CT随访时，显示肝相关并发症发生率为49％，且大多需要干预。也有学者认为，没有相关证据表明CT随访可提示相关病情进展，且很少因此改变治疗方式。因而在临床实践中，除非患者出现相关临床症状或体征，否则CT随访并不作为常规检查，但术后4～6周应行CT检查，以观察损伤的恢复情况。

在大多数医院，腹部火器伤的常规处理方式为剖腹手术。目前已有肝火器伤成功行保守治疗的病例报道。在奥莫肖罗（Omoshoro）和琼斯（Jones）等的研究中，26.6％的肝火器伤患者采用非手术治疗，成功率为94％，并发症发生率为36％，其中3％为肝相关性并发症。非手术治疗可能忽略同时存在的腹腔内脏器官损伤，因此只应用于有肝损伤治疗经验的专科诊治中心，以防治可能出现的并发症。

（四）肝损伤的手术治疗

1. 一般治疗

液体复苏后，若肝损伤患者的血流动力学指标仍不稳定，应采取手术治疗。手术成功的重要条件为：①充足备血、血小板、新鲜冰冻血浆和冷沉淀；②重症加强治疗；③必要的诊断设备以监测并探明可能的并发症；④一位经验丰富的肝脏外科医师。上述仅是理想状态，通常肝损伤患者起初就诊于非肝胆外科专业医师，或者科室内无相关设备。在这种情况下，外科医师行手术的目的是在不引起并发症的基础上控制出血。

2. 切口选择

长正中切口广泛应用于急诊剖腹探查术。此切口的优点是迅速、易向近端（正中胸骨切开术后入胸腔）或远端延伸。将正中切口变成T形切口或Y形切口易于显露肝。T形切口即在原正中切口基础上于右侧加一横向切口；Y形切口则加一右侧胸廓切开术切口，某些情况下切口需延伸进入胸腔。胆漏经保守治疗无效需行手术治疗或后期行病灶清除术时，入肝切口可选肋缘下切口，同时肋缘回缩可提供极佳的视野。

3. 术中评估

一旦开腹，应清除积血和血块，并用纱垫填塞。全面系统的剖腹探查术可确诊腹腔内损伤。肠穿孔时应立即缝合以减少腹腔污染。严重肝出血时，通常首选纱垫直接加压以控制出血，其他可行方法包括暂时性指压小网膜游离缘（Pringle法）、双手压迫肝、指压腹腔干以上主动脉等。此时应注意，在进一步评估肝损伤之前，应保证麻醉医师充分补充血管内容量，稳定血压。若未行充分复苏就评估肝损伤，可能会造成再失血，加重低血压和酸中毒。

随后轻轻移去纱垫，以详细评估肝损伤的类型和程度。应注意被膜下血肿可能掩盖缺血组织，肝实质裂伤可能并存部分胆管损伤。手术前，部分肝损伤将自行停止出血。若仍有活动性出血，可采用Pringle法，出血较少时用无损伤血管钳持续压迫，必要时夹闭血管钳，注意避免损伤胆总管。正常人肝组织可耐受入肝血流阻断多达1小时，而对于有损伤的肝组织，其耐受缺血的能力受损。若阻断肝门血流后仍有出血，应怀疑腔静脉损伤或异常血管解剖。此外，应适当阻断出肝血流。有经验的肝脏外科医师可分离肝上段下腔静脉，游离肝周韧带，于肝静脉周围放置血管吊带以阻断肝门血流，以及阻断肝下和肝上的下腔静脉血流。

4. 肝周填塞法

若出血难以控制，患者病情不稳定，出现凝血障碍或代谢性酸中毒，无法耐受长时间手术，可行肝周填塞，即"损伤控制性手术"。其理念是快速进行肝周填塞，可用Bogota袋或其他方式关闭腹部切口，将患者转移至重症监护治疗病房继续复苏、复温。纠正代谢紊乱后，将患者送至手术室或转移至专科中心再次进行手术探查。

肝周填塞法广泛应用于临床，从术者操作层面讲，需注意纱垫不能塞入肝实质，以免造成肝实质边缘撕裂引起出血。操作时，按顺序沿肝周放置干纱垫或单卷纱布，于近肝实质处直接就出血口进行人工填塞。多数外科医师仅行单纯皮肤缝合，因移走纱垫后，筋膜可自发性闭合。纱垫的存在加之肠道大面积水肿，可能导致伤口缝合困难。若遇到这种情况，可置入补片以防止肠活力及局部供氧受损，避免压迫性肝坏死。

肝周填塞法的主要并发症可分为早期和晚期两种。早期并发症包括未控制性出血。即使是伴有腔静脉或肝静脉损伤的患者，发生再出血的情况也较为少见，因此肝周填塞法能有效控制出血。肝周填塞法可能损伤腔静脉，临床上可通过监测腔静脉压力避免此并发症。肝周填塞法主要的晚期并发症是感染和多器官功能障碍。考虑脓毒性并发症的发生，建议尽早取出纱垫。尼科尔（Nicol）等报道，93例行肝周填塞的患者中，因早期再出血而需要再剖腹探查进行再次纱垫填塞的时间为24小时，而不是48小时及以上，与肝相关性并发症或腹腔内积液的发生率持平。此外，肝周填塞也是静脉用抗生素的指征。

5. 外科止血方法

视野内可见的血管出血能够结扎缝合、夹闭或修复以止血。超声刀分离暴露血管的同时可切除损伤及失活的肝实质。电凝术也可用于止血，在这种情况下，氩气刀的作用更加明显，其以氩电子束形式传播透热电流，无需接触肝表面即可产生痂皮，相较于传统电凝术，氩气刀的优点在于仅造成少量肝组织坏死，并降低手术野污染的可能。某些采用纤维蛋白胶作为辅助治疗的方法，其安全性值得担忧。有报道称，将纤维蛋白胶用于肝深度裂伤可能导致致命性低血压。近年来，据报道，重组因子Ⅶa可作为肝损伤的辅助治疗方式，然而对于该药物的安全性及有效性仍需进一步研究。

缝合肝时采用可吸收缝线，并用大号弯曲钝头针联合止血纱垫进行缝合。

这种方法可用于缝合近肝实质裂开的伤口，探及损伤深度，从而控制出血。缺点是：①血管可能持续性出血，导致腹腔内血肿；②可能探测不到胆管损伤；③缝合本身可引起继发性出血、组织缺血或肝内胆管损伤；等等。

大网膜可作为带蒂皮瓣填入肝实质损伤部位，有助于防止肝实质内低静脉压所致的渗出。有报道称，由可吸收的聚乳酸-羟基乙酸共聚物制成的肝周网片可用于治疗肝实质损伤。若疑有近腔静脉或肝静脉损伤，则禁用。网片包裹的好处在于能发挥肝周填塞加压的优点，最突出的一点是，由于网片包裹不增加腹内容积或腹内压力，关腹容易，肺、肾功能损害较小，因此这种情况并不需要常规再次行剖腹探查术。然而对于血流动力学指标不稳定的患者，由于网片包裹所需时间较长，这类患者更好的治疗方式是肝周填塞法，而且网片技术的临床经验普遍不足。

6. 病灶切除清创缝合术

这一术式要求清除无活力的肝组织至正常肝实质界限。切除缘的选择应根据损伤缘而非解剖结构所示。最佳时机为损伤后48小时，此时坏死组织局限，可同时行清创术并移走纱垫。病灶切除清创缝合术的要点是"非解剖界限"，可能显露部分胆管。肝周暴露的损伤胆管应及时缝合或结扎以防止术后胆漏，这种并发症的最佳防治方法并非经内镜行胆管支架，而应提前预见并避免。

7. 解剖性肝切除术

严重肝损伤患者行肝切除术在临床并非普遍适用。其临床实践的困难在于可能伴发休克、凝血功能障碍及其他脏器损伤。通常认为解剖性肝切除术仅作为其他治疗方式无法充分止血时的选择，如肝深度裂伤合并大血管或胆管损伤，此时常伴血流供应阻断或肝大静脉出血。

8. 肝动脉结扎术

肝动脉结扎术应用并不普遍，当前文献也少有提及。梅斯（Mays）报道在60例患者中，36例患者结扎肝右动脉，15例结扎肝左动脉，9例结扎肝动脉主干，且无肝衰竭或坏死病例。尽管如此，现代肝脏外科手术中并不经常使用肝动脉结扎术。当其他控制出血方式未获成功、选择性结扎失败、控制肝蒂可以有效止血时，才采用肝动脉结扎术。肝动脉结扎术的常见并发症为急性坏疽性胆囊炎，若结扎肝动脉主干或肝右动脉，应同时行胆囊切除术。

9. 肝损伤累及肝静脉或肝后下腔静脉的处理

Pringle法未能控制出血时，应考虑是否合并某些严重损伤，这时采用系统性诊断方法极为重要。未经深思熟虑即轻易移动肝可能引起出血、空气栓塞及肝实质破裂。此外，需注意解剖性血管变异可能是持续出血的来源。例如，起自胃左动脉的肝左动脉可能引起左肝出血，肝右动脉的变异可能引起右肝出血，最常见的解剖变异是肝右动脉的异常起源，发生率接近15%。原始肝右动脉发自肠系膜上动脉，直接向右走行，最后位于肝门静脉的后方。应考虑此类解剖变异并予以排除。肝周填塞法可减少或控制活动性出血。若排除血管变异后仍有持续性出血，则可能提示肝静脉或肝后下腔静脉损伤。这种类型的损伤占肝损伤的10%，当前尚未对此类型损伤的治疗方式达成统一认识。在Pringle法的基础上，可夹闭下腔静脉或肝上段腔静脉以排除大血管损伤。在严重创伤时，夹闭腔静脉对血液回流有严重影响，因此不可夹闭腔静脉。建立静脉通路（通常经股总静脉分流至左颈内静脉或腋静脉）可维持静脉回流。Pringle法联合动脉-腔静脉分流术也有报道，此时肝为独立血供。陈（Chen）等报道某中心2年内92例钝性肝损伤患者中有19例为近肝血管钝性伤；5例为单纯肝左静脉损伤，采用静脉-静脉旁路术，无死亡病例；20例为肝右静脉损伤，其中10例采用动脉-腔静脉分流术，其他10例则未采用，死亡18例（90%），分流组与非分流组各有1例存活；4例为肝左、右静脉联合损伤，1例行肝移植，但此组4例均死亡。近肝静脉损伤患者的总死亡率为63%。严重肝损伤患者获得良好预后的关键在于肝周填塞加压后转移至肝脏专科手术室。

10. 离体手术和肝移植

林格（Ringe）和皮克迈尔（Pichlmayr）报道了8例严重肝损伤患者，均行全肝切除术后做肝移植，这些患者在手术后均出现严重并发症，其中4例为无法控制的出血，4例为肝大片坏死。术后死亡率较高，6例死于多器官功能障碍或脓毒症。

对于特别紧急情况下的严重肝损伤，全肝切除术可作为挽救生命的治疗方式。当供体肝缺乏时，可行暂时性门腔静脉分流术。行全肝切除术及腔静脉小段切除术时，止血可用肝素化橡胶管如Gott分流，重新搭建受损腔静脉。这种分流可在无肝期作为暂时性血供，据报道可维持18小时。但这一术式经验并不充足，由于具有一定治疗价值，小范围病例报道结果具有意义。

二、肝外胆管损伤

非医源性肝外胆管损伤较少见，且多由肝胆专科外科医师收治。与腹部钝性伤相比，肝外胆管损伤多见于穿透性伤。胆管损伤很少在术前诊断，通常于剖腹探查过程中偶然发现。钝性伤所致的肝外胆管损伤很少合并门静脉或肝动脉损伤，这可能与血管长度及本身结构的弯曲、弹性有关。血管损伤特别是门静脉破裂出血，极有可能迅速造成死亡。

（一）胆管损伤的分类

胆囊是肝外胆管系统中最易损伤的部位。目前规模最大的关于肝外胆管损伤的研究中，共收治53例患者，45例（85%）伴胆囊损伤，8例（15%）伴胆管损伤。北岛（Kitahama）等收治的40例患者中，32例（80%）伴胆囊损伤，12例（30%）伴胆管损伤，部分患者为复合损伤。

钝性伤所致的胆囊损伤可分为挫伤、撕脱伤、穿孔3类。在3种主要分型的基础上，佩恩（Penn）将创伤性胆囊炎作为病理类型纳入分型。胆囊损伤最常见的类型是穿孔。胆囊撕脱伤是指胆囊部分或全部从肝区撕脱，但仍附着在胆管上，或者全部与邻近器官分离，游离于腹腔。胆囊挫伤必须在术中方能诊断，因而未见此类报道。胆囊撕脱伤的自然病程尚不清楚，但多认为不引起远期并发症。据临床观察，胆囊壁内血肿可能导致胆囊壁坏死继发穿孔。胆囊迟发破裂应疑胆囊挫伤所致。

胆管损伤可根据损伤部位及横断程度（部分或全部）分类。部分胆管损伤指的是"切线"伤。穿透性伤可累及肝外胆管系统的任意部位。最常见的钝性伤损伤部位为胆总管汇入胰腺处及胆管汇合出肝处。由于这两个部位较为固定，因此易被损伤。

单纯性肝外胆管损伤非常少见。胆管系统损伤最常伴肝损伤，发生率近80%，此外依次是十二指肠、胃、肠、胰腺损伤，合并血管损伤相对少见，其中损伤下腔静脉、门静脉较常见，肝动脉、肾血管或主动脉损伤则较少见。

（二）胆管损伤的临床表现和诊断

多数胆管损伤的临床表现可划分为两大类。第一类为患者临床体征明显或合并其他损伤，需及时行剖腹探查术以早期诊断并予以治疗，早期临床表现为低血容量性休克和急腹症。第二类患者多在24小时以上予以诊断及相应治疗，早期会形成胆瘘、阻塞性黄疸、胆总管十二指肠内瘘、感染。在一项回顾性分析中，第一类患者所占比例为53.2%，其他患者中，有一小部分单纯性胆管损伤患者在初次损伤后的几个月甚至几年内表现为阻塞性黄疸。胆管血供不足可能发生在原损伤阶段，也有可能发生在Pringle法的操作过程中，而血供不足可引发晚期胆管狭窄。

布尔克（Bourque）等报道称，单纯性胆管损伤从出现临床表现到行手术治疗，平均时间为18天，从几小时到60天不等，普遍较晚。米凯拉西（Michelassi）和兰森（Ranson）报道称，91例肝外胆管损伤的患者中，11例（12%）在首次术中并未发现损伤；道森（Dawson）和尤尔科维奇（Jurkovich）报道，首次剖腹手术中，胆管损伤遗漏率高达41%。

腹部损伤采用保守治疗时，CT可提示肝外胆管损伤。肝中央区损伤包括门静脉、胰头损伤，CT还可见肝下积液或肝门周围血肿。ERCP可用于诊断，一旦确定胆管损伤可经内镜放置支架治疗。

此外，术者在手术中应注意是否有胆管系统损伤。腹膜腔有游离胆汁、肝十二指肠韧带或腹膜后胆汁染色可提示肝外胆管系统损伤。肝钝性伤中，若肝动脉或门静脉大量出血，应高度疑有胆管损伤。穿透性伤近肝门静脉时则需要仔细检查。若常规切开剥离并未发现损伤部位，术中可经胆囊或胆总管行胆管造影以确认损伤部位。发生外伤性胆囊损伤时，为避免遗漏胆管损伤，行胆囊切除术后应考虑经胆囊管行胆管造影。

腹部钝性伤患者可能在离院后几天或几周内因合并其他临床症状或体征而再次入院，如黄疸、腹胀、恶心、呕吐、食欲缺乏、腹痛、低热或体重下降，与胆囊切除术后腹腔内胆漏的临床表现类似。当腹部创伤后出现黄疸，应疑肝外胆管损伤。

（三）胆管损伤的手术治疗

许多肝外胆管损伤患者以出血性休克为临床表现，行开腹手术的必要性在于确定出血部位和控制出血。道森等认为此类患者在手术过程中有出血风险。胆囊损伤最好行胆囊切除术。行胆总管切开术时，对胆总管先行部分或全部横切，放置T形管后，使用可吸收缝线缝合。若疑有胆管挫伤，则不宜采用此法，因为导管组织缺失或肝动脉损伤可能会增加晚期缺血性狭窄的风险。对于医源性胆管损伤患者，推荐采用更安全的胆总管空肠鲁氏Y形吻合术。

第二章　胰腺外科疾病

第一节　急性胰腺炎

急性胰腺炎是常见的急诊收治疾病。在苏格兰、挪威和瑞典，每年大约每百万人中发生40例急性胰腺炎。尽管不影响人口死亡率，但在过去45年里，急性胰腺炎的发病率一直在稳步增长，而死亡率仅略有下降。大约80%的急性胰腺炎患者需要快速处理，除了止痛、短时间内静脉液体复苏，还需要处理以全身炎症反应合并不同程度器官功能不全为特征的多系统损伤。

一、自然病程

急性胰腺炎的自然病程多变，可以是轻症、自限性发作，也可以严重到威胁生命。因此，急性胰腺炎患者通常被分为轻症和重症。这种简单的分类方法忽略了急性胰腺炎患者多种多样的临床表现，但有助于对可能发生并发症的患者给予足够的重视。目前，医学界公认的是在亚特兰大研讨会上提出的急性胰腺炎及其并发症的分型方法。基于对急性胰腺炎治疗理念和病理生理学动态变化认识的深入，在亚特兰大研讨会上还发布了许多更新的概念。

相关研究人员在发表的文章中，提出了急性胰腺炎有不同的表现方式。多中心的前瞻性研究揭示了其中的几个关键点。第一，大多数演变为重症急性胰腺炎的患者通常在发病早期就会出现全身器官功能不全，但也有一些人在发病第1周内没有出现器官衰竭，而在后期出现严重的局部并发症。第二，大多数合并有器官功能衰竭的患者在入院之初或入院短期内即可出现临床表现。第三，早期器官功能不全状况逐渐好转的患者在恢复过程中通常很少出现并发症，而器官功能趋于恶化的患者往往有较高的病死率。

这些现象对患者的治疗具有重要意义。早期出现器官功能不全的患者被认定为高风险人群，需要密切监测早期和远期临床并发症。有条件的话，应该及早由重症监护治疗组介入，并转入专科治疗。鉴于大多数出现器官功能不全的患者通常在入院时或入院初期即可有临床表现，因此，在这个阶段更应该注重对这些临床表现的早期识别，而不是用预判系统来评估疾病的严重性。

在早期伴有严重器官功能不全患者的CT影像上大多可见胰腺坏死。相当多（30%～40%）出现胰腺坏死的患者会继发胰腺感染。继发胰腺感染通常发生在患者入院后的2～3周，并伴有器官功能恶化衰竭。胰腺坏死感染并伴有多器官衰竭患者的治疗通常比较困难。

二、诊断

大多数急性胰腺炎的诊断相对比较容易，临床表现为突发的、严重的上腹部疼痛，放射至背部。发病24小时内频繁剧烈呕吐，可导致脱水。其他症状和体征包括心率增快、呼吸急促、循环衰竭，这主要取决于疾病的严重程度。95%以上的患者有血清淀粉酶升高（至少3倍于正常上限）。高脂血症可以影响血清淀粉酶检测的准确性，此时尿淀粉酶升高具有诊断价值。虽然血清脂肪酶的检测可能更准确，但这项检测在临床上并没有常规开展。对于疑似病例或临床表现不典型的患者，CT具有确诊作用。需要通过剖腹探查手术来确诊的患者很少见。

三、严重程度的评估

研究人员对急性胰腺炎患者器官功能不全的演变过程已经有了全面的了解。过去30年，他们不断探索预判重症患者的各种方法。不论在疾病的早期或晚期，急性胰腺炎的总体死亡率总是与器官衰竭的发展和持续状态相关。这间接说明，多因素预测评分系统如Ranson评分系统、格拉斯哥昏迷评分和急性生理学和慢性健康状况评价（APACHE）的发展，其更重要的意义在于更准确地定义了多器官功能不全，而不是预测器官衰竭的进展。当病程中多个系统发生变化而没有被认识到时，多因素预测评分系统有助于识别；此外，它也常作为在研究方案中对患者进行分层的方法。在各种评分中，APACHE Ⅱ对死亡率的预测评估最佳。急性胰腺炎患者严重程度的评估目前仍主要依靠不断且细致的临床观察。

四、治疗

（一）初始治疗

急性胰腺炎患者经常需要大量液体复苏，对液体需求量的监测主要依赖传统指标，特别是尿量、血压和脉搏血氧监测。复苏的生理性指标，如动脉血气的酸碱平衡，对识别临床表现中被掩盖的低灌注状态有一定的帮助。患者如果对最初的复苏没有反应，或出现器官功能不全表现，则应该被转往监护病房，应用中心静脉导管和动脉导管做进一步的创伤性监测或更严密的监测。呼吸衰竭患者应给予湿化的氧气治疗，并连续监测脉搏血氧和动脉血气分析。呼吸功能进一步恶化是提示疾病进展的信号。急性胰腺炎患者的死亡几乎有一半都发生在发病7天内，而其中大多数患者死于入院72小时内。有证据显示，由专科处理患者可降低早期死亡风险，这也印证了早期多器官功能障碍综合征（MODS）的治疗可以改善预后的观点。

（二）支持治疗

在条件允许的情况下，重症急性胰腺炎患者应该由对胰胆管疾病有经验的多学科小组来处理，具备ERCP或括约肌切开术的设备和条件，以满足有指征患者的需要。重症急性胰腺炎患者的处理比较复杂，应在早期阶段组织专家讨论，具体措施应根据患者的临床情况决定。其中，针对恢复组织灌注的治疗措施应尽快实施。首先，根据血流动力学和生理变化进行液体复苏，而不是对已存在有效循环血量严重不足的患者早期使用升压或强心药物。急诊透析可纠正酸中毒，但并不能改善急性胰腺炎患者的预后，除非存在肾衰竭。目前治疗呼吸衰竭，除了呼吸机支持，还没有更好的特异性治疗方法。

（三）特定的内科治疗

急性胰腺炎的特定内科治疗有了许多进展，大致可分为以下3方面。

1. 预防感染

从急性胰腺炎早期全身并发症中存活下来的患者，要面临的最主要的后期并发症是胰腺坏死组织感染。发生30%以上胰腺坏死患者的感染率为30%～40%，这是急性胰腺炎患者后期死亡的主要原因。继发感染表现为不断加重的脓毒症或器官衰竭的恶化。感染通常发生在起病后的第2周（36%）和第3周（71%）。

预防性使用抗生素在防治继发感染中的作用还在广泛研究中，最新的Cochrane综述认为，预防性使用抗生素不能有效降低死亡率，也不能降低胰腺坏死的感染率。更有人认为，抗生素治疗对非胰腺部位感染也没什么作用。但应该指出的是，所有的研究都存在缺陷，需要更高质量的临床研究才能得出结论。最新的一项纳入14个临床研究、841例患者的Meta分析结果仍提示预防性使用抗生素没有益处。

2. 营养支持

对急性胰腺炎患者营养支持模式的选择，研究人员有着两种完全不同的观点。重症急性胰腺炎患者的分解代谢不但严重，而且持续时间长，毫无疑问，在整个疾病救治过程中应该给予完整的营养支持。目前有争议的不是哪种营养支持方式是必需的，而是怎样给予才是最好的。

另外一个有争议的问题是营养方法可能改变疾病过程。它可能是通过维护宿主屏障，也可能是通过应用免疫调节性营养来实现的。第一个问题是临床医师每天要面对的实际问题，第二个问题到目前为止仍只是推测，是研究的热点，没有结论性证据，下面予以分别阐述。

（1）急性胰腺炎患者的营养摄入

这方面最重要的研究来自卡法伦佐斯（Kalfarentzos）等于1996年进行的38名重症急性胰腺炎患者给予全胃肠外营养或鼻空肠管营养的随机研究。最新的Cochrane综述涵盖了8项随机研究，显示给予肠内营养患者的死亡率和全身性并发症的发生率降低、外科干预减少。

迄今为止，大多数的经验是采用十二指肠空肠曲远端的肠内营养。最近，4项随机研究显示鼻胃营养也是可行的替代空肠营养的方式。由于所有这方面的研究都存在缺陷，所以还难以推荐这种营养方式作为临床常规应用。

值得注意的是，在某些情况下胃肠外营养是必需的，比如发生复杂瘘，但有时也需要肠内、肠外营养相结合。当肠内营养不能被完全吸收，并导致难治性腹泻和液体丢失时，混合营养是最常采用的方式。

（2）营养剂和营养方式对疾病的调控

在重症患者多脏器衰竭的病理生理学中，小肠的作用备受关注。肠道屏障的破坏可能导致内毒素血症和全身炎症反应综合征（SIRS）。在利兹（Leeds）

的小样本研究中，肠内营养支持患者的炎症反应和器官衰竭情况减少，但遗憾的是，研究只纳入了13例重症患者，结论的有效性受到限制。比较重症患者所谓"免疫调节性营养"和标准肠内营养的试验较多，但到目前为止，没有证据显示免疫调节性营养对急性胰腺炎患者有益。同样，益生菌的作用也受到热议，但荷兰的一项随机研究显示益生菌组致命性并发症的发生率有所上升，小肠坏死的发生率之高出乎人们的意料。

3. 其他内科治疗

（1）抑制胰腺分泌

通过药物抑制胰腺分泌的治疗，包括静脉注射胰高血糖素、生长抑素，以及生长抑素类似物奥曲肽。就现有文献来看，急性胰腺炎患者使用奥曲肽或其他胰腺分泌抑制药物仍缺乏依据。

（2）抑制胰酶

许多研究对维护内生性抗胰蛋白酶保护机制的观点进行了验证。但静脉注射胰蛋白酶抑制剂、甲磺酸加贝酯，腹膜内注射胰蛋白酶抑制剂，以及低/高剂量新鲜冰冻血浆的随机研究均未显示其有益于治疗。

（3）抑制炎症反应

基于血小板活化因子拮抗剂来昔帕泛的良好结果，一项多中心随机安慰剂对照的抗细胞因子治疗研究招募了1518名患者进行分析研究。研究对象仅纳入了症状持续时间不到48小时和预计为重症的患者。研究结果显示，3组间不仅死亡率没有差异，局部并发症、入住重症监护治疗病房的天数、住院天数、器官衰竭评分也无差异。

其他具有调节炎症反应、影响急性胰腺炎预后的药物研究，目前还处于试验阶段。

（4）ERCP的作用

现已有3项随机研究和4项小样本研究对ERCP在急性胰腺炎治疗中的作用进行了阐述。与早先Cochrane综述的观点相反，最新的Meta分析认为，除非合并急性胆管炎，否则无论轻度或重度急性胆源性胰腺炎早期行ERCP都不能降低总体并发症和死亡风险。轻症胰腺炎患者行急诊ERCP没有意义。由于胆管炎可同时合并急性胰腺炎和高胰酶血症，因此所有伴有脓毒症的黄疸患者均应行ERCP和括约肌切开术，除此以外，早期ERCP没有意义。

五、确定性治疗措施

确定性治疗措施包括：第一，急性胰腺炎轻度发作缓解后防止复发的治疗措施；第二，与早期或晚期并发症相关的特殊治疗措施。

（一）预防急性胰腺炎复发

1. 结石的治疗

胆囊切除术的时机主要根据患者的临床情况决定。轻症急性胆源性胰腺炎患者如果临床症状已缓解，为防止再次发病，最理想的情况是在本次住院期间完成胆结石的确定性治疗，最晚不要超过出院后4周。确定性的胆结石治疗通常包括胆囊切除（腹腔镜或开腹）和术中胆管造影，或者MRCP（或EUS）检查后行胆囊切除术。内镜下括约肌切开适用于老年患者或合并严重内科疾病的患者，尽管其对预防再次发病不如确定性外科手术有效。

对于重症急性胰腺炎患者，胆囊切除术应延迟到炎症消退以后，那时手术可能更容易些。

2. 非胆结石相关胰腺炎的探索

胰腺炎急性发作缓解之后，对潜在病因的诊断也不容忽视。诊断为特发性胰腺炎的患者应不到20%。发病初期的评估应包括充分了解病史（乙醇、药物、遗传）、生化检查[肝功能、血脂（高甘油三酯血症）、钙]及胆道超声。如果这些检查结果正常，应进行轴向成像（CT或MRI/MRCP）排除机械性原因。仍未找到病因者可考虑行EUS检查，因为EUS可确定多数病例的病因。在反复发作特发性胰腺炎的患者中确定有微结石或胆道泥沙者，可行胆囊切除术和内镜下括约肌切开术。随着EUS在特发性胰腺炎患者中应用的增加，研究人员逐步认识到这群患者更符合慢性胰腺炎（CP）的早期变化，而不是先前研究中怀疑的胆道微结石。微结石在胆石症高发地区有着更高的发病率。

（二）胰周积液

1. 早期积液的处理

在急性胰腺炎早期阶段，超过25%的患者可以在CT中发现胰腺周围有明显的积液。

这些积液本身无关紧要，不需要处理。反而是吸引手术，特别是外引流手术，具有很大的风险，尤其是可能引起继发感染、瘘、积液复发，因此急性胰腺炎早期不建议行吸引或外引流手术。

2. 假性囊肿的处理

假性囊肿的处理取决于对解剖位置（基于CT）、坏死程度（基于MRI/EUS）和患者临床情况的综合考虑。作为一般常规，确定性手术应延迟至所有器官功能紊乱都恢复后实行，而且通常和胆石症同时处理。

根据临床经验，判断急性胰腺炎假性囊肿是以液体还是坏死为主，对治疗的选择有积极意义。

就个体而言，积液可能是无菌的或感染的，而且伴有不同程度的全身状况不稳定。积液的量及与周围组织，尤其是胃的关系，都是决定治疗方案时需要考虑的重要影响因素。

无症状的假性囊肿不需要治疗，大多最终可以自行吸收。位于胃后方的急性胰腺炎假性囊肿最常见，可以与被破坏的胰管相通，也可以不通。其中3/4的患者可伴有轻到中度的高胰酶血症。有症状的囊肿，保守治疗可能需要延续至发病后12周以上。然而，保守治疗并不是没有风险的。在此期间，囊肿可能破裂、出血，形成脓肿。囊肿自行吸收的可能性与囊肿的大小有关，至少在一部分患者中是这样的。一旦保守治疗失败，可选择经皮、内镜或手术引流。

（1）经皮引流

已报道的经皮引流成功率的变化很大（40%～96%），穿刺前必须慎重考虑由此引发的感染风险。实际上，可能导致胰瘘的风险也限制了这种治疗方法的应用，而且有证据表明，穿刺可能使后续必须进行的手术更危险。根据临床经验，以液体为主的积液，感染少见，我们要严格掌握经皮引流的指征，尤其是对还存在一定程度的全身器官功能不全的患者。与之相反，经内镜或腹腔镜引流的应用却正在逐步增加。

（2）内镜引流

内镜下囊肿胃内引流技术首先由巴伦（Baron）等提出，起先用侧视镜盲目穿刺膨大的、压迫到胃壁的囊肿，之后改进为在超声内镜的引导下进行穿刺。借助EUS的引导，不仅可以穿刺引流尚未膨大的囊肿，而且可以避免损伤血管。穿刺后的主要任务是保持引流通畅，尤其当囊肿较大或含有坏死碎片时。尽管如此，我们认为没有必要对假囊肿形成患者实施进一步的、积极的内镜下坏死清除术。当胰管发生破坏时，可使用经乳头管道支架修复。巴伦及其同事发表的最新的临床成果显示，在104例胰腺透壁性坏死患者中有95例（94%）获得成功。平均的干预时间点是63天，平均疗程是4.1个月。主要并发症是出血和穿孔，发生率为14%。

（3）急性炎症后积液的外科引流

对于无感染或全身器官功能不全的择期手术患者，外科手术是治疗急性炎症后积液的主要方法，尤其针对体积大、以坏死为主的积液，可选择腹腔镜下经胃手术或直接行囊肿空肠内引流术。如果患者情况允许，还可以同时行腹腔镜胆囊切除术。单纯手术引流很少用于内镜引流效果不佳或囊肿复发的患者。通常此类患者行手术时往往可见胰腺中央坏死而导致的胰头体部和尾部分离，被称为"断裂的尾部"，通常需要行远端胰腺-脾联合切除。

急性胰腺炎后有症状或是持续性假囊肿应由专科医师治疗，以便进行全面的处理。

3. 胰管瘘的处理

胰管瘘常继发于对急性炎症后积液或感染坏死干预治疗的损伤，表现为持续引流富含胰酶的乳白色液体，但没有明显的脓毒症。胰管瘘的处理与交通性假性囊肿相似，如果条件允许，先置入经乳头支架。假囊肿破入腹腔内可导致胰性腹水或胸腔积液。支架治疗失败时，不管是无法置入还是效果不佳，持续瘘只能通过经皮或内镜治疗控制，等患者全面恢复后再行进一步的侵入性治疗，通常需要手术切除（远端胰腺-脾联合切除）。

（三）坏死的处理

近15年，因为观念的变化、理解的深入和微创技术的发展，胰腺周围坏死的处理方法发生了根本性的变化。微创技术包括经皮坏死清除术、腹腔镜或EUS引导的囊肿胃内引流术。这些方法已然替代了传统开腹清创术，一个多学科协作方案已逐步形成。在病程中，随着适应证和患者临床情况的改变，多项技术应用于单个患者的情况已经很普遍。

出现继发性脓毒并发症通常是需要进行侵入性治疗的信号。手术方法的选择主要根据对胰腺炎急性期后坏死性积液动态变化的认识。之前认为的"只有清除几乎所有坏死，机体才能恢复"的概念如今已被完全改变。手术的目的已经转向"有效控制脓毒症和将脓毒症维持在可控范围内"。各种方法的选择与解剖位置和积液中的固液比有很大关系。

随着积液中形成分隔和固体成分的逐步溶解，化脓或"框架形成"的过程通常需要超过12周的时间，可以分为4个阶段。

第一阶段，真性胰腺坏死——少量分离的失活组织，伴有较高的固液比。

第二阶段，变迁中的胰腺坏死，有部分分离但不完全。

第三阶段，胰腺组织坏死——在由肉芽组织形成的纤维壁包裹的液体腔隙中，失活组织完全分离。

第四阶段，假囊肿——固体组织几乎完全溶解，由肉芽组织分界包裹完全。

胰腺坏死常涉及胰腺实质和富含脂肪的周围组织。事实上，在胰周大量的坏死组织中常可见有活力的腺体。急性胰腺炎的并发症与坏死程度相关，特别是实质坏死。曾经提倡对未感染的坏死组织进行早期积极的清创，但是研究发现，早期清创患者的总体死亡率高达25%。唯一的一项针对早期和晚期（＞12天）清创术的随机研究也因早期清创组的死亡率过高（56% vs. 27%）而被终止。现在，一般的原则是，急性胰腺炎早期采取保守治疗，手术处理并发症的理想时机是在急性炎症损伤缓解之后。

1. 无菌性胰腺坏死的处理

继发于急性胰腺炎的后腹膜坏死不需要处理。无菌性胰腺坏死通常只需要进行充分的保守治疗。如果保守治疗效果不理想，是否需要行清创术目前还存在争议，早期清创并不能改善预后。有些专家主张对持续几周后仍存在器官功能不全的患者进行清创，但手术仍会对患者造成损害。大多数无菌性炎症后的液化将演变为框架形的胰腺坏死。框架形胰腺坏死治疗的并发症发生率和死亡率较低，因此，我们的原则是尽可能延后手术治疗。

2. 感染性胰腺坏死的处理（早期阶段，2～6周）

感染性胰腺坏死曾经被认为是急性胰腺炎最可怕的外科并发症，也因此促成了20世纪90年代针对胰腺坏死继发感染早期确诊而进行的计划性方案的发展。当患者出现持续SIRS反应时，临床难以区分是SIRS还是脓毒症，此时，CT或超声引导下细针穿刺（FNA）胰腺或胰周积液有助于对感染的诊断。FNA被认为是感染性胰腺坏死需要积极进行外科手术的依据。

而我们的治疗方案已经从针对是否存在感染，转向了是否存在器官功能不全。感染性积液患者只要临床情况稳定、保守治疗有效，即使存在气体，也可以继续观察。出现严重器官功能不全的患者，一旦怀疑有继发性感染，胰周有可引流的积液，应行经皮穿刺引流控制脓毒症；当后期临床情况允许时，才行经皮穿刺或开腹手术清除坏死。我们不再行诊断性FNA。感染性胰腺坏死患者的治疗选择相当困难，最好由有经验的多学科团队来进行。

清除坏死的传统方法有两种：采用开腹手术或清创术处理感染性坏死组织。不断有证据表明，微创手术可以减少并发症发生率和死亡率，因此，开腹手术或清创术的应用正在逐渐减少，但在部分国家仍是常规方法。

（1）开腹手术或清创术

胰腺清创术需要广泛暴露腹腔，通常采用双侧肋下屋顶样切口。游离结肠右曲和结肠左曲，暴露后腹膜，经大网膜进入小网膜囊，偶尔也可经横结肠系膜进入。吸出脓腔中的脓液，然后用手指钝性分离去除其中的固体内容物。不能用手指分离的组织暂时保留在原位，给予标记，以备在二期手术中清除。手术还应该包括胆囊切除、术中胆管造影和营养性空肠造瘘。

开腹脓腔清创术的术后处理方法如下。

①引流或封闭性填塞：在胰腺和胰腺周围清创术后，传统的处理方法是采用单纯引流，常常放置多根后腹膜引流管。尽管患者常因脓毒症未缓解而需要再次进行剖腹探查，但其死亡率仍比切除性手术低。沃肖（Warshaw）及其同事最初报道的使用单纯引流方法的患者的死亡率为24%，后经技术改良，采用多根柔软的、内含棉纱的Penrose引流管填塞坏死组织切除后的残留腔隙。随后间断拔除引流管，使腔隙围绕着引流管逐步缩小。他们报道的采用这项技术后患者的死亡率是所有文献中最低的（6.2%），纳入这项研究的患者包括无菌性胰腺坏死（11%）和胰腺脓肿（39%），但只有14%的患者是合并脓毒症且细菌培养阳性、需要早期手术的，因此其研究结果尚难以诠释。

②开放性填塞：美国亚特兰大的布莱德利（Bradley）及其同事是腹腔敞开技术的主要倡导者。这项技术是在完成清创后，用油纱布填塞小网膜囊，敞开腹腔，以便每隔数日有计划地再次探腹，直到肉芽组织形成。在开放性填塞手术后，肠瘘和继发性出血并不少见，而且其通常也不是首选的手术方式。有时外科开放性填塞和有计划的再次手术，是为了控制术中凝血功能障碍导致的后腹膜渗

血。等纠正凝血、去除填塞后，再建立灌洗系统。

③封闭式灌洗：贝格尔（Beger）等提出的术后封闭式灌洗是开腹清创术后控制脓毒症的最普遍使用的方法，通过灌洗达到持续去除失活坏死组织和细菌的目的。具体方法是将4～6根大直径的引流管放置于小网膜囊内及整个腹腔，然后关闭腹腔，进行持续灌洗。我们认为持续不卧床腹膜透析液（不含钾，等渗）是较理想的灌洗液，经血液加温机加热后，以500 mL/h的速度灌洗。灌洗持续的时间为3～4周，直到灌洗后的引流液变得澄清，患者没有全身脓毒症的临床表现。封闭灌洗技术在大西洋两岸的国家被广泛采用，各中心之间仅有很小的差异。

（2）微创技术用于感染性胰腺坏死

就相同的手术而言，微创比开腹手术激活炎症反应的作用要小得多。而且，有实验证据表明，微创能比开腹手术更明显地减轻局部脓毒症和炎症反应。被公认的需要正规进行坏死清除术的观点近期已经有所动摇。有证据表明，只需简单的经皮穿刺引流或限制性的坏死清除术就能缓解病情。多个前瞻性队列研究显示，通过微创的方法处理感染性胰腺坏死，可以将开腹胰腺坏死清除术带来的巨大的炎症打击最小化，从而降低术后发生器官功能衰竭的风险，减少呼吸和伤口的并发症。然而，目前还没有证据证明哪种微创是最佳方法。

①经皮引流：弗里尼（Freeny）等报道，在CT引导下的经皮引流和引流后持续灌洗可以处理将近一半的胰腺脓肿。但是，在这些患者中仍有一半以上因为脓毒症不缓解而进行了手术治疗。由于坏死组织脱落常常阻塞引流管，因此可能需要反复引流。单纯引流即使用小孔径导管，也可能完全治愈脓肿。在相关试验中，在逐渐增大导管孔径的一组患者中，有35%的患者仅用小孔（4 mm）引流管经皮引流成功。

②微创手术：只用经皮或内镜下引流的方法不仅有可能完全治愈感染性胰腺坏死，而且在对脓毒症最初的控制中其也因能改善器官功能不全而发挥作用。为防止脓毒症再出现，需要及早发现引流堵塞，切实维护引流通畅。但是，保持引流管通畅的确不是一件容易的事情，因此我们开发了一项技术，不但实现了微创引流，而且还能用于清除坏死内容物。我们首先在术中扩张前在CT引导下经皮引流的窦道，然后用刚性棒状透镜系统行坏死清除术。应用这项技术可缓解脓毒症，清除坏死，从而不需要进一步的手术，而且与开腹手术相比，患者对术后器

官支持的需求也降低了。在我们和其他中心患者的研究中显示，微创手术可显著降低死亡率。荷兰的胰腺炎研究小组推广了一种通过左侧腹5 cm长的小切口，在视频辅助下进行的腹膜后清创术（VARD）。他们的治疗方法起初用于所有的感染性胰腺坏死患者，如今仅作为"阶梯性加强"方案用于经皮引流不能控制脓毒症的患者。他们完全随机地比较了"阶梯性加强"的二步微创手术与开腹坏死切除术。研究结果显示，微创手术患者早期器官衰竭和后期并发症有所减少，但对死亡率影响的评估还缺乏有力证据。

③内镜下的坏死组织切除：窦道扩张和微创切除坏死的原则同样可用于内镜下的治疗。塞弗特（Seifert）等报道扩张内囊-胃造口窦道，通过窦道将内镜置入后腹膜，然后逐片清除坏死组织。最近，也有报道采用经胃多点穿刺的囊肿胃造口术，以便提供可交替的引流点，实现经鼻囊肿灌洗和支架辅助的引流，从而有效控制脓毒症。

但是，目前还没有证据可以证明哪种微创方法最有效。采用哪种方法通常由当地专家意见和医疗资源决定。

3. 胰腺脓肿的处理

胰腺脓肿是感染性的、以液体为主的、伴有少量或没有坏死的急性积液（假囊肿）。胰腺脓肿适合采用微创手术引流。上文中所述的巴伦内镜技术用于胰腺脓肿的引流具有相当好的效果，只是盲穿脓肿壁仍然有相当大的出血风险。超声引导下的内镜手术可减少并发症的发生，而且有报道称有将近90％的脓毒症通过这种方法缓解。此外，腹腔镜囊肿胃造口术也是有效的，是另一种可供选择的微创手术方法。

第二节　慢性胰腺炎

慢性胰腺炎（CP）是一种可带来巨大的个人和社会经济负担的常见病。这种炎性疾病的特征是胰腺实质逐渐转化为纤维组织，主要在胰腺头部，伴有持续性的内分泌和外分泌功能不全。该疾病发生的主要原因是饮酒和尼古丁滥用。治疗的目的主要是缓解疼痛、改善生活质量和治疗并发症。手术干预包括引流术、手术切除或二者的结合。

保留十二指肠的胰头切除术在胰腺外科手术中安全性最高，疗效也最好。

一、临床病程

CP的主要症状是反复发作的腹痛，导致无法正常工作、提前退休和镇痛药成瘾。剧烈的疼痛是住院的主要原因。在大多数患者中，疼痛的特点是深部、穿透性疼痛，放射到背部，餐后常加重。疼痛夜间频繁，通常集中在胃脘区或肋下，可放射至背部或肩部，前倾或侧卧、抬高膝盖的体位可缓解，即所谓的"折刀状"卧位。阿曼（Ammann）等描述了两种不同类型的疼痛：A型疼痛，特点是短期反复发作、复发性疼痛发作；B型疼痛，特征为长期的、持续的，它与CP的继发性并发症有关（如假性囊肿或胆道梗阻）。CP自然病程的特点是一个胰腺实质的连续性丧失，被纤维组织替代，导致外分泌功能不全，出现腹泻、脂肪泻、营养不良和体重减轻。在晚期，患者可出现内分泌功能不全（糖尿病）。疾病的临床进程和病理生理学改变是极其多变的。总体而言，患者的预期寿命会缩短10～20年。与无CP的人群相比，患者死亡率提升3.6倍。每年的治疗费用大约为每名患者17 000美元。

炎症导致胰腺的功能实质逐步、不可逆转地损失和被纤维组织替代。导管系统出现胆管狭窄、十二指肠狭窄或形成胰腺假性囊肿。此外，CP可导致胰腺导管或实质钙化。

自然病程是由于器官的逐渐"烧尽"，大多数病程较长的CP患者可能会出现疼痛缓解或疼痛发作频率降低的情况，而内分泌和外分泌功能不全则普遍恶化。胰腺实质不可逆地转换为与糖尿病和脂肪泻相关的纤维性组织。

CP发病时，8%的患者有至少中等程度的内分泌功能不全，而长期随访发现约80%的患者有内分泌功能不全。研究表明，渐进性炎症过程破坏胰腺实质引起外分泌功能不全需10～20年。

至少50%的CP患者需要手术治疗并发症或顽固性疼痛。尽管疼痛可自行缓解，但慢性疼痛可造成持久的影响，包括抑郁症、阿片类药物成瘾、失业和加剧酗酒造成的社会疏离。

对于慢性酒精性胰腺炎，减少乙醇的摄入量并不影响疼痛的过程，但继续酗酒与存活率显著降低有关。停止饮酒的患者可能外分泌功能会有所改善。内分泌功能不全不会改变疼痛的过程。对于个体患者，该疾病的过程是不可预知的。

二、慢性胰腺炎的病理生理学表现和疼痛机制

尽管我们在病理生理学的研究上有了进展，但仍然缺乏针对致病炎症过程的治疗手段，因此控制症状是治疗的首要目标。有学者提出了疼痛过程中的几个理论，但是在不同患者之间是有许多不同因素和变化的。

乙醇可直接损坏腺泡细胞。微循环灌注的变化和上皮通透性的改变导致了胰液的失衡，减少了流体或碳酸氢盐的分泌。胰腺实质坏死可引起小叶周围纤维化，进而导致小叶内纤维化、导管阻塞和管周炎症。胰液中胰石蛋白的大量改变可以导致胰管和小管中形成蛋白质栓和结石。

CP的病理生理学表现，如胰腺组织炎症浸润、纤维化，腺泡细胞萎缩、钙化，胰管狭窄和假性囊肿，可出现在胰腺的重要部位，或弥漫整个胰腺。可通过病理生理学表现来区分不同类型的CP。

（一）钙化性慢性胰腺炎

钙化性CP是CP中最常见的类型，其特征性表现是以腹痛为主的急性胰腺炎的反复发作，以及导管内结石、蛋白质栓和实质钙化的进展。疾病不同阶段、不同程度的改变可导致胰管狭窄及狭窄前段胰管扩张。此外，还可发现上皮改变、炎症浸润导管周围，实质萎缩、坏死和纤维化。

（二）阻塞性慢性胰腺炎

阻塞性CP通常是无痛的，肿瘤或炎症过程（急性胰腺炎后）造成主胰管堵塞，导致胰腺组织萎缩和狭窄前段胰管扩张，未发现导管上皮的改变。胰管结石并不常见。胰管周围纤维化及炎症浸润主要围绕在较大的管道及胰头部。弥漫性纤维化改变发生在除了小叶的各个部位。主胰管狭窄可能是由乳头狭窄（肿瘤）或炎症、十二指肠憩室、胰腺肿瘤、先天性或获得性导管异常（胰腺分裂）造成的，很少由外伤性胰胆管损伤引起。

（三）自身免疫性胰腺炎

自身免疫性胰腺炎的特征是不存在典型的导致CP的危险因素或遗传因素。过去，这种亚型被命名为胰腺原发性炎性硬化、导管破坏性慢性胰腺炎或淋巴浆细胞性硬化性胰腺炎。自身免疫性胰腺炎这个术语是1995年由吉田（Yoshida）等人提出的。自身免疫性胰腺炎可有一个焦点事件或多个病灶出现，很少发现假性囊肿和结石。自身免疫性胰腺炎的特征是有4个组织学特点。淋巴浆细胞浸润，包括淋巴细胞和浆细胞[通常具有高水平的免疫球蛋白G4（IgG4）]、巨噬细胞、中性粒细胞和嗜酸性粒细胞，引起肠纤维化。此外，管周炎症和周围炎可分别导致管腔狭窄或管道闭塞。梗阻性黄疸是通过作用于可延伸到胆囊和胆管树的胆总管而引起的。IgG4水平的增高是一个敏感的标记。自身免疫性胰腺炎与其他自身免疫性疾病，如溃疡性结肠炎、克罗恩病、原发性硬化性胆管炎、干燥综合征、淋巴细胞性甲状腺炎和原发性胆汁性肝硬化相关联。

（四）遗传性慢性胰腺炎

遗传性慢性胰腺炎（HCP）是一种罕见类型，发病率为（3.5～10）/10万。HCP的病理生理学表现为局灶性、节段性不规则硬化或实质弥漫性破坏。已经检测到不同的突变基因与HCP有关，最常见的是R122H、PRSS1基因的N29I突变、CFTR和SPINK1的基因突变。与正常人群和慢性酒精性胰腺炎相比，有PRSS1基因突变的HCP患者胰腺癌的患病风险增加。

除了肿瘤、狭窄、憩室和解剖变化（如胰腺分裂或环状胰腺）造成的胰管梗阻，创伤和基因突变也是引起CP的少见原因。

三、术前评估和检查

完整的病史采集和体格检查是诊断和充分治疗CP的关键。致病因素的评估对患者选择不同的治疗方案是至关重要的。

（一）实验室检查

除了常规的检验指标，实验室检查指标包括胆汁淤积参数和与胰腺癌有关的肿瘤标志物，必须进行内分泌功能和外分泌功能评估。通常情况下，在急性期，血清脂肪酶和血清淀粉酶水平显著升高，但因为CP有严重的腺泡细胞萎缩，二者的水平也可以是正常的。白细胞和血小板减少表明，脾静脉血栓形成可能导致脾功能亢进。一些研究表明，在CP患者中存在血清胆囊收缩素（CCK）水平升高。据推测，CCK可能会增加胰腺酶的分泌。酒精性胰腺炎患者的胰蛋白酶水平特别高，即使是淀粉酶水平正常时。自身免疫性胰腺炎患者的IgG，特别是其亚型IgG4升高，后者具有的敏感性和特异性分别高达95%和97%。

（二）影像学检查

在制定治疗方案，尤其是制定手术治疗方案时，影像学检查在对CP患者的诊断工作中起到核心作用。

腹部超声是一种有助于明确诊断的有效方法。超声内镜具有更高的敏感性和特异性，很多患者做过多次ERCP以进行诊断和治疗干预。CP的诊断和制定手术治疗方案的金标准是对比增强计算机断层扫描和磁共振成像。MRI通过磁共振胰胆管造影为评估导管系统提供了更多可能性，CT的优点是能更好地显示实质钙化。正电子发射断层成像（PET）可帮助鉴别CP和胰腺癌。

四、治疗

CP及其并发症的治疗仍是一个重大的挑战。最棘手的症状是顽固性疼痛和持续滥用镇痛药。

（一）保守治疗

CP充分管理的基础包括减少危险因素，外分泌功能不全、内分泌功能不全和营养补充的替代疗法，以及疼痛治疗。内科治疗如饮食改变、镇痛药（非甾体抗炎药、对乙酰氨基酚、泼尼松龙、三环类抗抑郁药及疾病后期的阿片类药物）、口服酶补充剂和促生长素抑制素类似物可以改善症状。CP患者治疗的一个重要方面是多学科方法。替代疗法如精神或心理投入、经皮电神经刺激、针灸、鞘内注射阿片类药物和脊髓电刺激可能是有益的辅助治疗。

（二）内镜及介入治疗

内镜疗法最常见的适应证是胰腺导管阻塞，内镜疗法可减轻压力和通畅胰腺导管系统。此外，对于复杂或感染性胰腺假性囊肿的高危手术患者，经皮导管引流可作为一种临时的措施。对于控制疼痛，应用类固醇进行腔内超声引导下经皮或腹腔神经阻滞和胸腔镜下内脏神经切除术已有报道。疼痛缓解率和有效率为20%～87%，但鲜有数据发表，且缺乏前瞻性随机对照试验。患者伴有严重并发症和复发性症状而多次入院的情况很常见。

多达60%的CP患者有胰管结石，造成胰管阻塞并使导管内压力增加。体外冲击波碎石术（ESWL）可以在以疼痛为主要症状、发病率和死亡率较低的钙化性慢性胰腺炎中使用。

不同的内镜手术已应用于CP的治疗，包括括约肌切开、内镜取石（在某些试验中联合体外冲击波碎石术）和胰管支架。

内镜胰腺括约肌切开术在CP治疗的技术上具有挑战性。适应证为奥迪括约肌功能障碍或乳头狭窄。另一个适应证是进入胰管可更好地扩张、通畅胰管系统和行支架置入术。内镜下支架置入术可使45%～95%的患者疼痛完全缓解。10%～15%的患者会发生早期并发症（胰腺炎、胆管炎），10%～30%的患者会发生晚期并发症（狭窄、导管改变），但初始疼痛缓解率为89%。在进一步的试验研究中，对行支架置入术的患者进行12个月的随访，疼痛控制率为70%，经过27个月的随访，疼痛控制率为62%，总发病率为25%。

（三）手术疗法的时机和适应证

CP患者进行手术治疗的主要适应证是缓解局部并发症引起的疼痛。目的是尽可能多地保留胰腺实质。

两个随机对照试验表明，与内镜治疗相比，手术治疗在初次成功率、缓解疼痛和生活质量方面的优越性。结果显示，对于晚期钙化性CP和有症状的胰管梗阻，手术治疗比内镜治疗更有效。手术不仅更有效，而且它需要的干预次数也较少。对于大多数手术治疗的患者，单次操作即可获得立即和永久性的疼痛减轻。因此，在采取介入治疗时应考虑这些事实。

在尼隆（Nealon）和汤普森（Thompson）的研究中，他们的结论是，在腺体功能、形态发生不可逆转的破坏之前应早期进行手术引流。他们建议与阻塞性CP相关的胰管扩张或阻塞性和胆源性胰腺炎，应在营养或代谢紊乱发生之前及早进行手术治疗。

（四）手术技术

1. 外科手术的选择

手术技术应与胰腺的病理生理学变化相符。几种手术方式已经被建议用于CP的治疗。绝大多数患者表现为胰头部导管阻塞，这些患者应选择胰头切除。在胰尾主要受累的情况下，做双面切除是有利的。一般情况下，手术治疗应该是安全的，且死亡率和并发症发生率较低。此外，它应能有效治疗潜在的疾病。最佳的手术干预应能治疗顽固性疼痛，解决影响邻近器官的并发症和主胰管排泄问题。

应在术中行冰冻切片分析，排除潜在的恶性肿瘤，而术前区别炎性包块和恶性肿瘤是有挑战的。必须强调的是，约有10%的胰腺癌患者的初步诊断是基于术中的组织学标本。

胰十二指肠切除术基本上是一个处理良性"肿瘤"性疾病的程序。胰头部炎性假瘤的患者有慢性胰腺炎临床表现的可伴有十二指肠和胆总管远端梗阻。胰头炎性假瘤的CP患者，一旦胰头部被充分地减压，导管扩张到肠系膜入口轴的左侧则被视为次级事件，而不需要手术治疗。

简单引流术的目的是引流扩张的胰管。适应证是不伴有胰头肿大的胰管扩张和可疑的胰管内高压。这种简单引流手术是否需要与局限或次全胰头切除术相结合，取决于是否存在炎症扩大。

科菲（Coffey）和林克（Link）是第一个通过打开主胰管来描述导管引流术的。随后，杜瓦尔（Duval）和佐林格（Zollinger）独立地通过切除胰尾来降低主胰管的压力，通过端-端或端-侧胰空肠吻合术逆行引流胰液。普斯托

（Puestow）和吉列斯比（Gillesby）描述的进一步操作是切除胰尾，降低主胰管压力，进行脾切除和纵向胰空肠吻合术。帕丁顿（Partington）和罗谢尔（Rochelle）报道了不进行胰尾切除的保脾纵向胰空肠吻合术。

多年来，由帕丁顿和罗谢尔提出的纵向胰空肠吻合术是治疗CP时备受青睐的手术方式。保留十二指肠的胰头切除术保留了胃和胆十二指肠通道，在胆胰液排泄方面可与Partington-Rochelle术式媲美。保留十二指肠的手术方式是为了防止损害未受累的器官，以最好地控制症状，特别是疼痛。将正常胰腺组织的损伤控制在最小，可减少胰腺功能的丧失。适应证为有疼痛症状、存在多发主胰管狭窄、导管内结石、胰头纤维化增大和钩突的CP。此外，与十二指肠或胆总管梗阻有关的主胰管扩张是另一个适应证。

2. 胰十二指肠切除术

Kausch-Whipple术式的切除范围包括胰头、十二指肠和胃的远端1/3，或者它可以被修改为保留幽门的胰十二指肠切除术（PPPD）。短期和长期的随访显示，大约90%的患者生活质量有所改善，疼痛得到缓解。胰十二指肠切除术的主要缺点是破坏了无病变的肠道的自然连续性。此外，胰腺的外分泌功能和内分泌功能也显著降低，据报道，与经典的手术方式相比，保留幽门的胰十二指肠切除术后疼痛、恶心、生活质量下降的发生率显著增高。如今，在有经验的中心，手术死亡率较低（0～5%），但并发症发生率仍高达20%～40%。

3. 远端和全胰切除术

在CP的治疗上，曾有学者提出次全胰十二指肠切除术和全胰切除术。由于高发病率和死亡率，且损害胰腺功能，这些手术方式已基本舍弃。对于患者行胰腺手术后出现并发症（胰瘘或吻合口瘘），以及经充分切除和（或）引流仍不能缓解的顽固性疼痛，全胰切除术可作为一个不得已的选择。胰腺远端切除往往与内分泌功能不全相关联，且只能短期缓解疼痛。其唯一适应证是胰尾局部的严重并发症，如假性动脉瘤。

4. Partington-Rochelle术式

Partington-Rochelle术式是保脾纵向胰空肠吻合术，不切除胰尾。这是最简单的引流胰液的手术方式，死亡率和发病率也较低（分别约为3%和20%），最大限度地保留了胰腺组织。大多数患者主胰管可有效地排出胰液。短期随访发现，大约75%的患者疼痛缓解，但未能达到长效疼痛缓解。疼痛持续或反复发作的原因，与不能完全解除主胰管高压有关，尤其是在胰腺头部。

如今，该术式和纵向胰空肠吻合术的唯一适应证是：不存在胰头炎性肿块的、孤立的胰腺导管扩张（＞7 mm）或"串珠样改变"。

5. 纵向胰空肠吻合术及囊肿引流术

尼隆及其同事们分析了有假性囊肿的CP患者。他们比较了单独行纵向胰空肠吻合术或与囊肿引流术组合。

只行纵向胰空肠吻合术的手术时间短，两组患者并发症发生率相当（11% vs. 16%）。长期随访发现，两组患者疼痛缓解率均较好（分别为87%和89%）。

6. Beger术式

贝格尔及其同事介绍了一种保留十二指肠，像器官分离一样切除胰头的手术方式。这种方法是在门静脉上方横断胰腺后全部切除胰头。该术式的优点，是保留了生理性胃通道和胆总管的连续性。在有经验的中心，死亡率较低（0～3%），并发症发生率为15%～32%，可使75%～95%的患者长期缓解疼痛。

7. Frey术式

1985年，弗雷（Frey）和他的同事对保留十二指肠的胰头切除术（DPPHR）进行了修改。这种方法结合了切除胰头和胰尾的纵向胰空肠吻合术与保留十二指肠的局限胰头切除术。与 Beger 术式相反，其不用肠系膜、门静脉划分胰腺，并用单一吻合术完成重建。胰腺的头部被切除，留下沿十二指肠壁的小韧带。Frey 术式的死亡率较低（＜1%），并发症发生率可以接受（9%～ 39%）。在一项前瞻性试验中，56%的患者无痛苦，32%的患者疼痛显著缓解。胰腺的外分泌功能和内分泌功能得到保留，可结合该术式治疗邻近器官的并发症，如胆总管狭窄、十二指肠狭窄和内部胰瘘。

8. Berne术式

Berne术式的改进起源于一个类似的想法，同时结合了Frey术式和Beger术式的优点。与Beger术式相比，Berne术式避免了分离胰腺颈部前方的门静脉；但与Frey术式相比，胰腺切除的范围要大得多，同时降低了胆总管压力。如弗雷和伊兹比基（Izbicki）描述的那样，胰管没有纵向引流通道，对于胆总管梗阻的患者，在胰头的空腔做纵向开口以引流胆汁。Berne术式被证明是可行、有效和安全的，其死亡率为0～1%，并发症发生率为20%～23%。

9. Hamburg术式

DPPHR在很多方面结合了Beger术式和Frey术式，而Hamburg术式则对DPPHR做了进一步的改良，如同时切除胰头和钩突。Hamburg术式对胰头侧减压的程度可与Beger术式相比，但避免了Frey术中在肠系膜门静脉上横断胰腺的情况。

胰体和胰尾部的引流，通过切除胰腺的腹侧进入胰管，然后进行胰体、尾部纵向胰空肠吻合术，可与Partington-Rochelle术式相比。Hamburg术式主要的优点是可以根据个体胰腺的形态制定手术切除的范围。其已被证实是一种安全、有效的手术方式，尤其是对硬化性慢性胰腺炎或存在广泛薄壁钙化的患者。

10. V形切除术

V形切除术创建了一个新的槽状管道系统，其基本原则是引流二级、三级胰管及其侧支。CP的硬化性实体，例如小管疾病，其特征是不扩张的腹腔导管变窄甚至"伪消失"。对于这种疾病，笔者建议在胰腺的腹面行纵向V形切除，并结合胰空肠吻合术。若伴有胰头增大，应同时行胰头切除术。

已报道V形切除术疗效优异，89%的患者疼痛得到缓解。此外，该术式死亡率和并发症发生率较低（分别为0和19.6%）。

（五）手术方式的选择

到目前为止，已有4项前瞻性随机对照试验，将保留十二指肠的切除术与胰十二指肠切除术进行对比，得到2个试验的长期随访结果（＞5年）。没有前瞻性随机对照试验与简单引流术或引流术做比较。

综上所述，与胰十二指肠切除术相比，保留十二指肠的胰头切除术创伤较小，特别是术后头2年在缓解疼痛和改善生活质量方面有好处。将不同的保留十二指肠的胰头切除术（Beger术式、Frey术式、Hamburg术式和Berne术式）相对比，其结果并不令人惊讶，以上术式都需要切除胰头，均可有效降低主胰管压力。主要的区别是Beger术式需横断胰腺颈部，Frey术式和Hamburg术式中附加了胰体尾部的纵向引流。

（六）姑息性手术

由于手术技术的改进和患者的选择，CP的胰腺手术与卓越的疗效密切相关。炎症可能会复发，最常见于残留的胰头部，表明手术切除胰头不足或存在侵袭性疾病，那些重做胰腺头部切除术的患者可以证明。可考虑的手术方式是部分胰十二指肠切除术（Whipple术式、保留幽门的胰十二指肠切除术），对于再次复发的患者，甚至可以考虑全脾胰十二指肠切除术。该手术适应证为已经做过局部胰十二指肠切除术的患者，以及经介入神经阻滞或手术去神经未能缓解疼痛的患者。对于做过DPPHR或部分胰十二指肠切除术，胰体或尾部复发的患者，可行V形引流手术。

第三节　胰腺囊性肿瘤和神经内分泌肿瘤

胰腺肿瘤中的大部分为胰腺导管腺癌。在过去的20年里，人们对胰腺囊性肿瘤和神经内分泌肿瘤的认识已越来越深刻。本节的目的是更详细地介绍这类肿瘤，特别是胰腺导管内乳头状黏液性肿瘤（IPMN）和胰腺神经内分泌肿瘤（PNET）。如有可能，还将从循证医学的角度，提供一些关于这类肿瘤的检查和治疗方面的建议。

一、导管内乳头状黏液性肿瘤

1982年，人们就认识到IPMN是区别于胰腺导管腺癌的另一类肿瘤。之后，世界卫生组织（WHO）阐明了它的定义：IPMN是一种肉眼可见的、分泌黏蛋白的胰腺上皮细胞肿瘤，起源于主胰管（MD-IPMN）或其分支（BD-IPMN），常有乳头状结构。它与胰腺黏液性囊性肿瘤（MCN）的不同点在于没有卵巢样基质。

IPMN在人群中的发病率大约为2.04/10万（95%置信区间为1.28～2.80），但在60岁以上人群，这一数字显著升高。其确切病因尚不清楚，虽然有报道认为其与胰腺外的原发病（主要为结直肠、乳腺和前列腺的疾病）有一定的关联性（10%），但不如其与原发性胰腺导管腺癌的关联性更高。与腹腔内其他疾病相比，IPMN也被证实为胰腺癌的一个预测因子，优势比为7.18。

（一）临床表现

IPMN主要表现为胰管梗阻的相关症状。约翰斯·霍普金斯（Johns Hopkins）团队报道了从临床表现和人口学方面比较IPMN和胰腺导管腺癌得出的经验。尽管二者的平均发病年龄相似（70岁），但临床表现却有显著差异。在60名IPMN患者中，59%表现为腹痛，只有16%表现为阻塞性黄疸；而在胰腺导管腺癌患者中，该比例分别为38%和74%。这60名患者中只有5名患者的肿瘤位于胰尾部。IPMN患者既往更可能有吸烟史，14%的患者有急性胰腺炎发作史（在胰腺导管腺癌患者中，该比例为3%），29%的患者有体重减轻。浸润性恶性肿瘤的相关症状主要为黄疸、体重减轻、呕吐、糖尿病。浸润性IPMN患者的平均年龄较非浸润性IPMN患者的平均年龄大5岁（68岁 vs. 63岁）。鉴于此，笔者认为IPMN是一种缓慢生长的肿瘤，具有发展为浸润性肿瘤的高度潜能。该肿瘤的一个重要特点就是在对其他疾病进行断面成像检查时越来越多地被偶然发现。在行胰十二指肠切除术的偶发瘤中，IPMN占36%。

（二）辅助检查

对于可疑IPMN，CT和MRI是主要的非侵入性的放射性影像学检查手段。MD-IPMN的典型表现为主胰管的明显扩张，而BD-IPMN可表现为葡萄串样结构的小囊肿。尽管MRI和CT可准确地显示肿瘤的位置及与胰管的交通情况，但在判断良、恶性方面仍显不足。与恶性度有关的放射学特点包括实性肿物、胆管扩张＞15 mm、肿瘤体积不断增大（BD-IPMN，增长率＞2 mm/y）、主胰管直径不断增宽（MD-IPMN）。近来有少数病例系列分析结果显示，[18]F标记的氟代脱氧葡萄糖（FDG）-PET/CT可鉴别IPMN的良、恶性。一组包含29例患者的研究证实，标准摄取值（SUV值）＞2.5的肿瘤诊断为恶性的准确率达96%。IPMN与其他囊性肿瘤（特别是BD-IPMN与MCN）的鉴别很困难，患者临床特征的重要性不可低估，特别是年龄、性别、胰腺炎病史及遗传综合征。在放射学方面，肿瘤位于钩突、非重力依赖性腔内充盈缺损（乳头状突起）或呈簇分布的重力依赖性腔内充盈缺损（黏蛋白），以及胰管的上游扩张（MCN的胰管是正常的）都支持BD-IPMN的诊断。鉴别弥漫性BD-IPMN和阻塞性慢性胰腺炎对影像学是一个挑战（临床上认为，IPMN的患者一般年长20岁且没有大量饮酒史），但高质量的横断面成像检查发现腔内充盈缺损（黏蛋白或乳头增生）、胰管分支的囊状扩张（特别是在钩突）、扩张的胰管与正常胰管间有交通且无梗阻性病变或大开口的乳头的证据，均支持IPMN的诊断。

尽管相对于横断面成像检查，EUS的作用近来受到质疑，但其优势是在评估的同时能够对囊液进行取样或对实体肿瘤进行活检。支持恶性肿瘤的EUS表现包括主胰管直径>10 mm（MD-IPMN），肿瘤直径>40 mm并有厚的不规则间隔，以及壁结节直径>10 mm（BD-IPMN）。在一组包含74例IPMN患者的报道中，21例（28%）为浸润性癌，EUS细针穿刺活检的敏感性、特异性、准确性分别为75%、91%、86%。在这一研究中，囊液中癌胚抗原（CEA）、糖类抗原19-9（CA19-9）水平的升高不能预测恶性肿瘤。重要的是，没有黏蛋白并不能排除恶性肿瘤。如坏死为唯一表现，则强烈提示浸润性癌；大量的背景炎症反应和副染色质清除则怀疑为原位癌。

尽管MRI（包括使用钆增强）正在逐步替代ERCP，但后者仍用于诊断IPMN。ERCP观察到分泌黏蛋白的大开口的乳头，具有诊断意义；ERCP也可实施导管内容物活检和抽吸检查，但其检出率不到50%。

虽然IPMN没有特异性的肿瘤标志物，但血清CA19-9已被证实为恶性肿瘤的独立预测因子，而CEA并不是。

鉴于BD-IPMN的诊断率越来越高，而恶性率相对较低，目前已提出了IPMN的临床放射学评分系统。基于对64例行切除手术患者的分析，藤野（Fujino）等提出了预测同时患有BD-IPMN和MD-IPMN者出现浸润性癌的临床放射学评分系统。这一系统包括7个因子（表2-1），每个都有指定的分值。截断值为3分，3分或以上预测恶性肿瘤的敏感性、特异性、阳性预测值、阴性预测值、总体准确率分别为95%、82%、91%、90%、91%。良性肿瘤不可能>4分，恶性肿瘤不可能<2分。显而易见，如果这个系统能够在更大量的病例中得到证实，那将是一个预测潜在恶性肿瘤的简单而有效的手段。黄（Hwang）等的研究纳入了237名BD-IPMN并行切除手术的患者，采用多元分析法来确定判断恶性度或侵袭性的独立预测因子，并制定了规范。壁结节的出现、血清CEA升高或囊肿>28 mm则足以断定肿瘤有潜在的恶变倾向或侵袭性，且有手术的指征。在考虑这些评分系统的价值时，很重要的一点是放射学测量值由于扫描方式的不同常有差异，可能与最终的病理学测量值不能吻合一致。

表2-1　对疑诊为胰腺导管内乳头状黏液性肿瘤的患者预测其恶性度的评分系统

项目	分值（分）
开放的乳头	1
黄疸	1
糖尿病	1
肿瘤直径≥42 mm	1
主胰管型	2
主胰管直径≥6.5 mm	3
CA19-9≥35 U/mL	3

注：截断值为3分，3分或以上预测恶性肿瘤的敏感性、特异性、阳性预测值、阴性预测值、总体准确率分别为95%、82%、91%、90%、91%。

（三）病理学表现

IPMN有70%位于胰头部，5%～10%呈弥漫性分布于整个胰体，其余的位于胰尾部，在切片上呈弥漫性或节段性分布，有乳头状上皮突起，累及胰管扩张，内有稠厚的黏蛋白，突起和黏蛋白可沿着胰管延伸并进入周围的组织结构中，壶腹部、十二指肠、胆管-主胰管和囊肿之间常有交通。IPMN以起源部位为依据分为主胰管型、分支胰管型和混合型。这对于分支胰管型很重要，因混合型恶性的可能性较小。由于继发于肿瘤的阻塞性慢性胰腺炎导致的瘢痕和组织萎缩，周围的胰腺实质可能会显得比较坚硬。如出现凝胶状或实性的结节，则应怀疑有恶性成分。显微镜下的典型表现是见到分泌黏蛋白的异型性的柱状上皮细胞（低、中、高级别异型增生或浸润性癌）。其生长方式多样，从扁平形（沿胰管扩张）到乳头状突起。肿瘤有沿胰管扩张的趋势，20%～30%的患者可呈多灶性分布。IPMN可呈肠上皮、胃上皮及少见的胰胆管上皮分化。胃型较多为BD-IPMN，相对于肠型的IPMN，胃型似乎有不同的恶性倾向（恶性度较低）、生长方式及黏蛋白种类。浸润性癌一般发生在局部，并被认为是由不典型增生逐步发展形成的。其侵袭性的生长方式与潜在的细胞分化能力有关，可以表现为分泌黏蛋白的结节（肠型），也可以沿导管生长（胰胆管型）。

将IPMN从病理上与其他胰腺囊性肿瘤相鉴别很重要。缺少卵巢样基质有助于IPMN与MCN相鉴别。对于0.5～1 cm的病灶，很难将胰腺上皮内瘤变与IPMN相鉴别，后者一般乳头更高且结构更复杂，腔内有大量的黏蛋白。粗斑点状的染色质和平滑的核膜是将胰腺囊性内分泌肿瘤与IPMN相鉴别的要点。

（四）治疗

在制定对 IPMN 患者最合适的治疗措施时，以下内容应加以考虑。鉴于其主要发生于老年人，且主要位于胰头部，评估患者的并存疾病和基础状况是否适合手术是很有必要的。如患者不能耐受手术，则简单的对症治疗也是可以的。同样，对于偶然诊断为 IPMN 的患者，如果肿瘤不会进展到需要手术干预的程度，密切的随访也不提倡。假设该患者以后可能需要手术（如果必要），那么就应对其进行合适的分期（标准与胰腺癌相同）以确定是否可行治愈性手术。

国际胰腺病学会（IAP）指南推荐所有有症状的BD-IPMN患者均应行手术治疗，这是因为手术将改善症状，同时也是因为文献认为有症状的患者有更高的恶性比例（患浸润性癌的风险为30%）。对于无症状的患者，指南建议肿瘤≥30 mm或有壁结节者由于有较高的恶性比例，也应行切除手术。尽管多个研究采用多元分析法确定了一些恶性的危险因素，但这些研究的样本量均较小。长井（Nagai）等对这一做法提出异议，提倡对BD-IPMN患者行积极的手术切除，认为确定的危险因素没有足够高的阴性预测价值、浸润性癌患者生存率明显较低、有经验的中心可以实施外科手术而病死率和死亡率也较低。

自 IAP 指南发布后，一项包括两个中心的研究已经进行了报道，该研究包括145例BD-IPMN并行手术切除的患者。在这145名患者中，22%为恶性肿瘤（原位癌或浸润性癌），40%的患者无症状。尽管单变量分析没有得出临床症状是恶性肿瘤的预测因子，但黄疸和腹痛更可能与恶性肿瘤有关。在放射学上，恶性肿瘤体积更大；在病理学上，厚壁、直径 ≥ 30 mm 的结节很可能为恶性肿瘤。但是，值得注意的是，影像学上无法评估除直径以外的因子，并且放射学和病理学在测量直径时有明显的偏差（放射学上一般偏大 15%）。研究者认为其结果支持了 IAP 指南，特别是在对无症状、无恶性肿瘤特征的患者实施非手术治疗方面。

因为BD-IPMN可能是癌前病变，尽管增长缓慢，但如果保守治疗有效，也应了解其长期随访结果。在两个同一时期的关于BD-IPMN的大型前瞻性研究中，手术的适应证依据IAP指南，将患者分为手术组和密切随访组。在两个研究中，18%的患者在首次就诊时达到手术的标准。3/20例、8/34例患者最终病理诊断为恶性肿瘤（原位癌或浸润性癌）。对于密切随访组的患者，前2年每3～6个月随访1次，并进行CT、EUS、MRI检查。在随访过程中，5%和12%的患者相继进行了手术（中位时间12～18个月），这些患者中0/5例、2/18例被诊断为恶性肿瘤，其余的患者（84例、132例）继续随访，在中位随访期30个月内无疾病导致的死亡。

这两项研究中的随访方法也引发了新的问题。两项研究均频繁使用最先进的影像学检查设备，许多医疗机构可能难以提供。研究表明，对于BD-IPMN，虽然目前的建议对检测肿瘤的恶性度很敏感，但特异性较低，因此对许多患者来说，密切随访和接受手术没有明显的益处。进一步的工作将需要尝试发现有高恶变风险的患者亚组，以提高干预措施的针对性。

对于有手术适应证的患者，需要对胰腺切除及淋巴结清扫的范围做出决策。藤野等综述了57例因IPMN行手术治疗的患者资料。术前影像学显示局部病变的患者行局部切除术，采用术中超声检查（IOUS）定位胰腺切除的部位，而弥漫性病变的患者行全胰切除术；同时行冰冻切片检查，浸润性癌的患者行根治性切除手术，而对非浸润性癌的患者，切缘阴性就足够了。在33例MD-IPMN患者中，14例达到全胰切除术的标准，24例BD-IPMN患者行部分切除术，2例由于并发症再次行全胰切除术。将IOUS与最终病理结果相对照，IOUS显示肿瘤沿胰管扩散的准确度分别为主胰管型74%，分支胰管型96%。在行部分切除手术的患者中，30例行冰冻切片检查，29例患者结果与最终结果一致，只有1例患者横切面有浸润性癌累及，另2例未行冰冻切片检查的患者切缘有浸润性癌累及。

回顾16例行全胰切除术患者的最终病理结果发现，12例患者适合行该手术（恶性或潜在恶性的组织分布于整个胰腺）。在这16例患者中，6例有长期的严重低血糖，其中2例死于该并发症。在41例行部分胰腺切除术的患者中，5例有切缘受累（3例为浸润性癌，2例为异型增生），3例浸润性癌的患者均死于肿瘤转移。在切缘阴性的34例患者中，7例死于肿瘤转移，2例分别在2年和12年时罹患了异时性胰腺疾病。根据研究结果，笔者认为应尽可能实施胰腺部分切除术，并且肿瘤复发的风险小于全胰切除术后长期严重的并发症风险。

尽管藤野等报道认为冰冻切片准确性较高，但其对病理医师有较高的要求，而且并不是所有的切缘阳性者均需要行切除手术。IAP指南建议切缘见到腺瘤或异型增生，则不需要进一步切除；如切缘见到原位癌或浸润性癌，则需进一步手术。但文献并未涉及术中可能破碎的浸润性癌细胞（如从切除的癌组织上脱落等）所带来的影响及其对长期生存的影响。而这一点尤其重要，因为越来越多的报道认为对于胰腺内低级别病变行限制性切除手术可获得较好的长期随访结果。正是由于这一点，对于MD-IPMN，考虑切缘阳性及复发的风险，笔者建议行限制性手术需谨慎。

二、胰腺神经内分泌肿瘤

胰腺神经内分泌肿瘤是一种罕见的肿瘤，发病率仅为（0.2～0.4）/10万，但对尸体标本的研究报道，85%的PNET患者无症状（无功能性），其他为有症状的肿瘤，其中主要的为类癌、胰岛素瘤、胃泌素瘤。其病因仍不明确，主要为一些散发病例，但与一些遗传性综合征有一定的关联，如脑视网膜血管瘤病、多发性内分泌瘤病 - I（MEN-I）、神经纤维瘤病 I 型、结节性硬化病。

（一）临床表现

肿瘤的临床表现取决于其功能状态。无功能性肿瘤常无症状，其症状主要与肿瘤的压迫或出现转移有关。对于功能性肿瘤，其症状主要与特定的激素产物有关（表2-2）。

表2-2 功能性胰腺神经内分泌肿瘤的临床表现、诊断及初步的处理

肿瘤类型	综合征	症状	诊断	控制症状的措施
胰岛素瘤	惠普尔三联征	神经性低血糖症或神经性症状进食后缓解	1.低血糖时胰岛素与血糖比值>0.3 2.C-肽抑制试验	夜间进食，二氮嗪逐渐加量至症状缓解，生长抑素类似物
胃泌素瘤	佐林格-埃利森综合征	复杂性溃疡、胃食管反流、腹泻、腹痛	1.空腹血清胃泌素>1000 pg/mL（如果胃酸pH值<2.5） 2.促胰液素刺激试验	高剂量质子泵抑制剂（可能需要量达60mgb.d.）
胰高血糖素瘤	胰高血糖素综合征	坏死性游走性红斑、消瘦、糖尿病、口内炎、腹泻、血栓栓塞性疾病	血浆胰高血糖素>1000 pg/mL	生长抑素类似物，超高营养，预防血栓

续表

肿瘤类型	综合征	症状	诊断	控制症状的措施
血管活性肠肽瘤	胰性霍乱综合征	大量水样泻、低血钾	血浆血管活性肠肽＞1000 pg/mL	生长抑素类似物
生长抑素瘤	—	胆结石、脂肪泻、低胃酸、糖耐量异常	血浆生长抑素升高	—
类癌	类癌综合征	腹痛，如果出现转移则有颜面潮红、心悸、鼻溢液、腹泻、支气管哮喘、糙皮病	24小时尿5-羟基吲哚乙酸	生长抑素类似物

（二）辅助检查

检查的顺序取决于临床表现。一般的原则是，对于有功能性肿瘤，定性为先（生物化学）、定位为次（放射学）。

1. 生物化学

特定的胃肠激素可用于检测功能性肿瘤。对于怀疑胰岛素瘤或类癌者，可测空腹血糖、胰岛素、肽和24小时尿5-羟基吲哚乙酸（5-HIAA）；对于大多数PNET，包括无功能性肿瘤，血清嗜铬粒蛋白A（源于神经嵴的细胞产生的蛋白质）都会升高。尽管它具有一定的敏感性，但特异性不高，对检验结果需注意其假阳性。嗜铬粒蛋白A的升高与瘤（不包括胃泌素瘤）负荷、对治疗的反应和复发有关。其他检查，如血钙、甲状旁腺激素、降钙素和甲状腺功能试验也应考虑，特别是怀疑患者有MEN-Ⅰ的病史时。对于怀疑有遗传性疾病者，首先需行基因检测。

2. 放射学

对于无功能性肿瘤，定位诊断常不重要，高品质的动脉期和静脉期CT图像就足够指导治疗，特别是在确定手术的适应证方面。PNET的CT特征为胰腺内富血管或高密度的病灶，但是肿瘤也可呈囊性或内有钙化。对于意外发现的胰腺内大肿块，特别是其没有血管包绕或成纤维反应，临床医师也需注意PNET的可能性。

生长抑素瘤、血管活性肠肽瘤、胰高血糖素瘤往往体积较大，增强CT易于诊断和分期，但对于胰岛素瘤和胃泌素瘤有困难，除非出现广泛的转移。多数胰岛素瘤不超过2 cm，多为单发。CT上显示肿瘤为富血管并有均匀强化或环形强化，但由于肿瘤轮廓常不一致，定位的要点是明确血管密集的部位（注入增强剂后25秒的图像为最佳）。胰岛素瘤的MRI特点包括T_1加权像上低信号，在脂肪抑制像（T_1和T_2加权像）上尤其清晰。相对于胰岛素瘤，胃泌素瘤可为多发或发生于胰腺外（胃泌素瘤三角区域：内至胰体颈交界部，下至十二指肠二、三段交界处，上至胆总管与胆囊管连接部），影像学上为少血管肿瘤。该肿瘤有较高的淋巴结和肝转移率（70%～80%）。CT发现胃泌素瘤的敏感性低至30%～50%，与其体积有关。对于胰岛素瘤，CT成像可稍好，如采用薄层扫描，敏感性可达94%；有报道显示联合使用EUS，敏感性达100%。

EUS对显示十二指肠壁、区域淋巴结、胰头部的病灶尤其有效，有报道称其敏感性为79%～100%，但取决于操作者。同样，术中超声也很有效，特别是对于胃泌素瘤，可发现隐蔽的多原发灶或转移灶。其可发现胰头部的小病灶，有报道称其敏感性高达97%。

PNET肝转移常显示为平扫期稍低密度病灶，增强后为富血管的病灶，由于门脉期与肝实质等密度，故行动脉期扫描很重要。MRI显示肝转移灶为T_1加权像上低信号病灶、T_2加权像上高信号病灶。有15%的肝转移病灶只在钆增强后的即刻扫描图像上可见。

此外，生长抑素受体显像（SRS）对PNET（除胰岛素瘤外）的分期和治疗很有用，其原理是PNET表达生长抑素受体。放射性同位素（有数种）标记的生长抑素类似物，其中有几种均能够获得功能性成像，但这需要该类似物在扫描前停留在肿瘤内。作为一种单一的检查手段，这可能是检测PNET最敏感的，但联合使用影像学检查（特别是MRI和EUS）也能达到这一效果，且又有能提供详细的解剖信息的优势。SRS确实具有反映肿瘤功能状态的优势，而使用治疗剂量的同位素标记的生长抑素类似物或间碘苯甲胍（MIBG）很重要。对于大多数PNET来说，[18]F标记的FDG-PET无价值，然而研发新的替代物是有希望的。侵入性检查，如选择性动脉血钙（胰岛素瘤）及促胰液素（胃泌素瘤）刺激后肝静脉或门静脉血采样并不常规使用，只有在高度怀疑、非侵入性检查无法定位肿瘤的情况下才使用。

（三）治疗

一旦确诊为功能性肿瘤，减轻症状和并发症的首要措施是控制过量的激素水平。表2-2中列出了各种肿瘤的药物控制方法。推荐采用生长抑素类似物在术前及术中注射控制类癌危象。手术是治愈局限性PNET的唯一方法。具体方法取决于肿瘤的类型及是否有遗传性综合征。对于遗传性PNET的处理不在本书讨论的范围内，读者可查阅更详细的综述。

在局限性胰岛素瘤中，80%以上为单发、良性、<2 cm，剜除术和腹腔镜切除术为理想的手术方法。如肿瘤在术前或术中可明确定位并且与胰管的关系清晰，剜除术则是可行的，IOUS在评估上述因素的过程中有特殊的价值，术后需病理证实肿瘤为良性。对于怀疑为恶性肿瘤者（坚硬、浸润性生长、胰管堵塞、淋巴结受累），如有主要血管受累或肿瘤体积大，则需行切除手术。任何胰腺肿瘤，如行切除术，均需做出评估。如行远端胰腺切除术，脾脏应尽量保留，需避免盲目行胰腺切除术。由于肿瘤本身发病率较低，所以腹腔镜手术仅限于少量的病例系列研究，虽然前期的研究显示腹腔镜手术是安全的，但仍有较高的中转率、再手术率和死亡率。

十二指肠切开和术中超声联合触诊（敏感性91%～95%）是术中定位的关键。对于十二指肠胃泌素瘤，小的肿瘤（<5 mm）可自黏膜下层剜除，而较大的肿瘤则需全层切除。对于胰腺胃泌素瘤，术中应评估是否可行剜除术（与上述的胰岛素瘤类同），如不适合，则应行规范的胰腺切除术（胰十二指肠切除术）。由于肿瘤有较高的转移率，如行剜除术，应对胰周淋巴结进行活检。

大多数局限性非功能性肿瘤在经检查发现时已不宜行剜除术。由于临床和尸检发现PNET的概率不同及更多地使用断面显像技术，以上情形将可能更常见。对无症状、怀疑良性、非功能性PNET，其体积多大需行切除术仍不明确。尽管恶性风险与体积有关，但1～3 cm的肿瘤有可能为恶性。目前，医师需对患者做出是否适合手术的评估，并告知其是行手术还是观察的决定。中央胰腺切除术适合经过选择的病例，并有减少术后糖尿病风险的优势。由于淋巴结转移较常见（27%～83%），如怀疑为恶性肿瘤，需行规范的切除术及淋巴结清扫。

有症状的局限性肿瘤患者可选择手术切除，其中位生存期明显长于有转移或局部进展而无法切除的患者（7.2年 vs. 2.1年、5.2年）。但是，48%的局限性肿瘤行切除术的患者在中位随访时间为2.7年的时候复发。由于这一类肿瘤患者一般有长期的自然病史，并有临床症状，如不手术难以缓解（如肿瘤出血），其肿瘤不能手术的标准与胰腺癌可能不同。安德森（Anderson）的经验认为，在较大的中心可安全地实施大静脉的重建手术，但由于有较高的长期并发症发生率，故很少行动脉重建（仅肝动脉受累）和上腹部脏器切除术。另外，近期的一项报道指出，不完全的切除与较高的围手术期死亡率有关，并可能决定患者的生存期。

（四）转移瘤

只有10%的肝转移患者适合行可能的治愈性切除手术。虽然手术似乎有较高的复发率，但在生存率方面却有一定的优势，尽管缺少随机试验的数据。为了减少辅助治疗如生长抑素类似物治疗和肝动脉栓塞所引起的并发症，应同时行胆囊切除术。对于非功能性肿瘤发生不可切除的转移的患者，尚无证据支持姑息性手术或减瘤手术，除非原发灶或少量肝转移灶导致明显局部症状。对于有胃肠道或胆道梗阻的患者，如肿瘤分化好（惰性），则旁路手术为一线治疗方案。

直到最近，化疗对于PNET的作用仍是基于1979年的一项关于链佐星和5-氟尿嘧啶的随机试验，该试验表明对转移性类癌患者采用联合化疗可获得生存优势。但由于其副作用及PNET生物学行为的多样性，化疗还没有在临床上被广泛接受。

三、其他囊性肿瘤

其他囊性肿瘤主要为浆液性囊性肿瘤（SCA）和黏液性囊性肿瘤。由于其恶性潜能不同，治疗方法也各异，临床表现和放射学表现又有交叉重叠，故有必要比较这两种肿瘤。二者的具体发病率尚不清楚。在一项回顾了24 039例行放射学检查的患者的研究中，0.7%的患者有胰腺囊性肿瘤，在49例（0.2%）行手术的患者中，10例最终诊断为SCA，16例最终诊断为MCN。SCA在男性中发病率更高（2:1），发病高峰年龄为70~80岁，在胰腺各个部位发病率一致，1/3的患者无症状。相反，MCN主要在女性中发病，发病高峰年龄为50~60岁，主要发生于胰尾部。SCA常与脑视网膜血管瘤病有关，表现为胰腺和肾多发囊肿的年轻患者需做遗传学评估。

在横断面影像上，SCA的典型表现为小的囊性病灶（>6个囊肿，每个囊肿的直径均<2 cm），伴或不伴中央钙化灶（日光放射状钙化）。如出现该典型表

现，则不难与其他肿瘤相鉴别；但也存在一种少见的实体瘤的类型，放射学上可能与神经内分泌肿瘤相混淆。MRI检查在这种情况下可能有用，但对于单发或少发的大的囊性病灶（>2 cm）则难以诊断，需与更多疾病进行鉴别。SCA（少发囊性型）和MCN（尽管很少为多房性）有这一共同点，如发生周边钙化，则可能为潜在恶性的标志。如在一囊性病灶中出现实性部分则提示为恶性或高度怀疑为恶性，需考虑手术切除。这种情况需与PNET、实性假乳头状瘤（年轻女性）、黏液性囊腺癌相鉴别。SCA或MCN与胰管有交通很少见，但已有报道。

非侵入性影像学检查获得精确诊断的能力有限。鲍希（Bassi）等报道了100例SCA患者，超声检查、CT和MRI准确诊断的比例分别为53%、54%和76%，错误诊断的比例分别为31%、34%和26%，未做出诊断的比例分别为16%、12%和0%。

在一项单发囊性肿瘤（不包括IPMN）的研究中，71例患者实施了EUS及囊液抽吸病理检查（行黏蛋白、黏滞性、淀粉酶、脂肪酶、CEA、CA19-9和细胞学检查），然后行手术评估其精确性。笔者认为测量黏滞性、脂肪酶、CEA可明确对囊性病灶的诊断。黏滞性≥1.6提示为MCN，需行手术。如黏滞性<1.6而脂肪酶<6000 U/mL，则提示为SCA。如黏滞性<1.6而脂肪酶>6000 U/mL，则需检测CEA水平，如CEA<480 U/mL，则诊断为假性囊肿；如CEA>480 U/mL，则在6个月内复查EUS和细针穿刺。采用该标准，71例疑诊MCN行手术切除的患者中只有2例最后病理诊断为假性囊肿。

SCA在病理上为单层立方上皮。细胞内为富含糖原的细胞质，核小而规则，缺少有丝分裂活性，显微镜下囊肿呈空泡样。MCN囊内容物则呈浑浊、有黏滞感，显微镜下囊内壁可有高度的多样性（与SCA不同），可为单层扁平立方上皮或包含簇状乳头，细胞可产生黏蛋白。根据细胞核的特征，肿瘤可分为良性、交界性和恶性。由于恶性肿瘤可浸润生长而没有肿块出现，故全面检查整个肿瘤很重要。MCN的唯一特征是出现卵巢样基质（高而密集的圆梭形细胞）。目前建议出现上述表现者可认为是MCN，特别是与IPMN鉴别时尤其重要，后者不会出现卵巢样基质。

第三章　肝胆胰腺肿瘤

第一节　肝良性肿瘤

肝良性肿瘤是一类常见的肝脏疾病，与肝原发性和继发性恶性肿瘤较难区分。肝良性肿瘤多由腹部其他脏器疾病合并肝脏疾病行影像学检查时被发现，临床早期诊疗肝良性肿瘤具有一定困难。肝良性肿瘤的发病原因尚不明确，多数可能为先天性。由于肿瘤生长缓慢，一般无临床症状，只有当肿块足够大或压迫到邻近组织脏器时才会引起不适症状。当肝良性肿瘤出现罕见并发症时，如组织坏死、血栓形成、出血或者破裂等，可出现急性临床症状。

肝良性肿瘤患者的常规肝功能实验室检查一般都正常，除非病灶压迫到肝内胆管或胆总管，才表现出异常，这对临床医师诊断有指导意义。良性肿瘤的出血、坏死等并发症可导致血清氨基转移酶升高。肿瘤标志物的升高及红细胞增多、高糖血症、高钙血症等并发症在良性肿瘤中非常罕见。

影像学检查可显示肝肿瘤的特征性征象。超声、CT、MRI是基本的检查方法，且相互补充。近年来，PET也逐步应用于临床。腹部超声用于区分囊性与实性病灶。增强CT和MRI不仅能发现病灶的数目及大小，而且对病变的形态特征能进一步显示。现代影像学技术很容易鉴别肝血管瘤与肝脏局灶性结节增生（hFNH），但对于鉴别肝血管瘤和高分化肝细胞肝癌仍有一定难度。

病理活检仅用于需要手术治疗及通过活检结果决定治疗方案的患者。怀疑患有肝血管瘤、肝上皮样血管内皮瘤、肝囊肿，是肝活检术的禁忌证。对可疑的血供丰富的实性肿瘤行穿刺活检及细针抽吸细胞学活检，可能导致出血、误诊及穿刺通道的肿瘤种植等并发症。肝血管瘤病理检查可见纤维化的肝组织，而肝脏局灶性结节增生则可能发现硬化肝组织，肝细胞腺瘤的活检标本可能被误诊为正常肝组织，这些都很难与高分化肝细胞肝癌区分。对于不明肿瘤性质的患者，肝深部病灶的穿刺活检或浅表病灶的腹腔镜下活检都是必要的。

外科医师对肝良性肿瘤的大体标本、临床表现、发病机制应该熟练掌握，因为不同疾病的治疗方案完全不同，如肝脏局灶性结节增生定期复查即可，而肝细胞腺瘤则需手术切除。大部分有症状的肝良性肿瘤需手术切除，然而，在无明确适应证的情况下行肝病损切除，手术风险很大。

尽管多数肝良性肿瘤已分类，但许多肿瘤仍较罕见，详尽的描述完全超出了所概括的范围。临床中常见的肝良性肿瘤包括肝血管瘤、肝细胞腺瘤、肝脏局灶性结节增生、胆管腺瘤及肝囊肿。另外，一些罕见的混合性肝占位诊疗难度仍然很大。

一、肝血管瘤

肝血管瘤是最常见的起源于间叶细胞的肝良性肿瘤。毛细血管瘤较海绵状血管瘤常见，且两者常同时出现。小的血管瘤一般无临床症状，均为偶然发现。研究发现，这些小病灶导致肝肿瘤鉴别诊断困难。血管瘤是先天性的且不会恶变，但没有准确的诊断，肝肿瘤就无法进一步准确治疗。尸检发现海绵状血管瘤的发病呈多样化，有报告称发病率最高可达8%。在美国，血管瘤是排名第二的常见肝肿瘤，发病率超过了肝转移癌。毫无疑问，随着上腹部影像学检查敏感度的增加，血管瘤的发现将从偶然到常规。海绵状血管瘤可具有巨大的体积和质量，有文献报道病灶重量可达6 kg。对巨大血管瘤的准确定义仍存在争议，有人认为肿瘤直径应超过4 cm，也有人认为肿瘤直径超过6 cm才能诊断为巨大血管瘤。血管瘤一般呈单发，多发血管瘤约占10%。肝血管瘤可能与皮肤及其他器官血管瘤的发生有关。病灶一般分布均匀，贯穿肝实质，位于肝周边的大病灶可能形成蒂状结构。

（一）临床表现

大多数肝血管瘤无临床症状，除了位于肝被膜下及体积较大的病灶压迫邻近器官可产生症状。临床表现可为定位不明确的腹痛、腹胀、恶心、呕吐或发热，但很少出现梗阻性黄疸、胃排空障碍及肿瘤自发性破裂等并发症。尽管频繁的腹痛、腹部不适是手术切除肝血管瘤的适应证，但须排除其他疾病。法尔热（Farges）等报道了在出现腹部不适的肝血管瘤患者中，42%是由其他疾病引起的不适症状，如胆囊疾病、肝囊肿、胃十二指肠溃疡及疝气等。手术切除肝血管瘤后仍出现间断性的上述症状，证实了腹痛、腹胀不一定是由肝血管瘤引起的。

肝血管瘤的相关性疼痛是由格利森鞘的牵拉或炎症反应引起的。有时，肝左叶巨大血管瘤造成邻近器官梗死或坏死也可引起突发性疼痛。肝血管瘤自发性或外伤性破裂导致腹腔内出血是罕见的并发症。回顾文献，仅28例危及生命的自发性出血来自肝血管瘤，占很小的比例。血小板减少症、低纤维蛋白血症的发生与海绵状血管瘤有关，可能由于海绵状血管瘤消耗了凝血因子等。

位于肝边缘的巨大血管瘤在查体时可以触诊到，但通过腹壁区分血管瘤与正常肝组织较困难，除非血管瘤有明显的钙化灶或已纤维化或形成血栓。另外，无并发症的肝血管瘤患者肝功能检测基本正常。

肝血管瘤行超声检查时显示为高回声。法尔热等发现B超可以诊断80%的直径<6 cm的肝血管瘤，但无法与肝细胞肝癌、肝细胞腺癌、肝脏局灶性结节增生或转移癌相鉴别。CT对肝血管瘤的诊断是非常有用的，平扫时表现为界限清楚的低密度肿块，增强时表现为从病灶边缘向中央逐渐强化的高密度影。随着影像技术的发展，MRI对肝血管瘤的诊断有更高的准确性，有关报道称其灵敏度、特异度及准确度分别是90%、95%和93%。肝血管瘤在T_2加权像上呈高信号，增强扫描T_1加权像也呈高信号。单光子发射计算机断层成像（SPECT）增加了平面闪烁扫描的空间分辨率，其灵敏度和准确度接近于MRI。有报道称FDG-PET对区分巨大海绵状血管瘤与肝恶性肿瘤很有意义。临床上，联合各种影像学手段检查是有必要的。腹腔镜探查通过观察病灶的色泽、形态，以及腔镜器械触及肿瘤表面时典型的可回缩感，可初步诊断位置表浅的肝血管瘤。对肝血管瘤应避免行穿刺活检。海绵状血管瘤大多诊断较明确，除非病灶较小且无海绵状血管瘤的特征性表现。

（二）治疗

从定期随访到手术切除，各种不同的治疗方案可用于不同阶段肝血管瘤的治疗。对于体检偶然发现的直径<6 cm的肝血管瘤可不予处理，对于体积较大的海绵状血管瘤应该权衡手术治疗与不予处理的利弊。特拉斯特克（Trastek）等随访了34例未经治疗的海绵状血管瘤患者，存活时间最长为15年，无一例发生出血、

腹部不适及生活质量下降。另一个报道称随访21年后，2例病灶较大且有症状，但最终未行手术治疗，至今仍有症状但血管瘤无明显增大，其余患者均无症状，病灶亦未发生破裂。近年来，许多纵向研究表明，对于无症状的巨大肝血管瘤，随访观察是安全的。

尼科尔斯（Nichols）等报道，41例行手术切除的肝血管瘤患者中无死亡病例，仅有的术后并发症是切口感染。同样，魏曼（Weimann）研究的69例患者中无死亡病例，复发率为19%。另有一项研究随访了104例肝血管瘤和53例肝脏局灶性结节增生患者，中位随访时间约32个月，未发现病灶恶变及破裂。因此，手术切除虽可行，但无证据表明无症状肝血管瘤患者必须行手术切除治疗，因为肿瘤自发性破裂的概率极低。

对于有明显症状及严重并发症的患者，手术切除是唯一有效、可行的治疗方法。有报道认为肝动脉结扎有效，但是事实证明其效果不佳。肝动脉结扎或栓塞被认为是在特殊情况下应用的一种暂时性治疗方式，以便为医师留出足够的时间制定下一步的治疗方案。放射性及皮质类固醇治疗方法已不推荐。非手术治疗取得成功在一定程度上归结于病灶的自然退化。

手术切除需考虑病灶的大小及解剖位置。尽管有时手术切除是最合理、最安全的治疗方法，但切除时应尽可能避免损伤正常肝实质、减少出血及降低术后胆瘘的发生率。在血管瘤切除术中，病灶与正常肝组织之间的纤维化界限是容易寻找的，可沿此界限钝性分离病灶。超声水刀的运用使手术更快、更美观。另外，近年来腹腔镜下肝血管瘤切除术的报道越来越多。原位肝移植已被成功用于治疗有症状而不可切除的巨大肝血管瘤。

二、肝脏局灶性结节增生

肝脏局灶性结节增生是由肝正常组织细胞以混乱无序的生长方式增生肥大而形成的。随着腹部影像学技术的不断改善，hFNH的发病率似乎也逐渐升高，但大部分hFNH仍是在剖腹手术或尸检时偶然发现的。约90%的病例为女性患者，且多见于20～30岁女性，也可见于老年女性，男性或儿童少见。口服避孕药的引进及应用似乎并没有增加hFNH的发病率，但有研究者发现口服避孕药可使病灶血管进一步增生，导致部分患者病灶破裂出血。

（一）临床特征

hFNH是一种良性病变，很难与肝的其他病变相鉴别。绝大多数患者无临床症状。有症状的hFNH患者不到10%，常表现为轻微右上腹部钝痛，少数急性症状多由出血所致。

CT和MRI是诊断hFNH的重要的影像学检查方式。hFNH典型的CT表现为动脉期高密度，延迟期和门静脉期多为等密度。中央瘢痕在动脉期为低密度，在延迟期由于造影剂的延迟排泄而呈高密度。hFNH典型的MRI特征为除中央瘢痕在T_2WI为高信号外，T_1WI为等信号或稍低信号，T_2WI为等信号或稍高信号。注射钆造影剂后，动态增强表现与CT增强相似，也就是无瘢痕的hFNH在动脉期明显增强，随后在门静脉期呈等信号，而有瘢痕的hFNH在延迟期呈高信号。谢尔基（Cherqui）等报道MRI诊断hFNH的灵敏度为70%，特异度为98%。

（二）治疗

hFNH无恶变倾向，无破裂出血危险，因此，无症状的hFNH无需干预治疗，可以随访观察。hFNH是肝细胞源性良性增生性病变而非肿瘤，患者应清楚认识到该病变的本质，消除对该病变及并发症的恐惧感。怀孕、避孕药物和雄激素的使用并非hFNH患者的禁忌，想继续服用避孕药物的女性患者应每年行超声扫描，持续2～3年。

hFNH患者如有临床症状，在将症状归因于hFNH前，应彻底检查以排除该症状是由并存的其他肝或肝外病变所致。

手术适应证：①症状明显或思想负担过重的hFNH患者；②影像学检查怀疑但不能确定hFNH的诊断，不能排除恶性肿瘤者；③观察中发现肿瘤生长较快者；④位于肝左叶的呈外生性生长或者有蒂的hFNH。手术方法是肝部分切除术，沿着肿瘤边缘进行切除比病灶剜除术更安全，因为hFNH周围常被大血管包绕。随着腹腔镜技术的发展，已经有越来越多的hFNH在腹腔镜下被切除。手术切除困难者或不愿手术者可以选择肝动脉介入栓塞术或射频消融术，这两种方式具有并发症少、病死率低的特点。

三、结节再生性增生

结节再生性增生（NRH）是一个良性增生过程。在这个过程中，正常的肝结构完全被弥漫性再生的肝细胞结节所代替。尸检报告显示，NRH的发病率约为2%，主要见于老年患者，常常与淋巴增生性疾病及风湿性疾病相关，或者发生于器官移植之后。

大多数NRH患者都没有症状，多被偶然发现，且不需要进一步治疗。该病最常见的体征是肝脾大，有少部分患者可能因为再生性结节压迫门静脉而导致门静脉高压，出现静脉曲张破裂出血或者腹水，有极少数患者可能发展为肝功能衰竭，此时可能需要进行肝移植。NRH患者的肝功能检查值通常正常或者偏高，且没有特异性的影像学特征。NRH需要依靠肝的大体和组织学检查来确诊，肉眼可见肝实质细胞完全被0.1~4.0 cm大小的结节所代替。NRH的组织学检查发现，再生的肝细胞被不规则的中央小叶挤压，且被结节间无纤维成分的结缔组织带分隔开来。如果一名患者表现出门静脉高压的症状，而肝病理学检查不能确诊为肝硬化或者解释为正常肝组织时，就要考虑NRH。NRH的确诊可能需要特定的活组织切片检查。在NRH中，经常可以发现肝细胞的结构异常。有少数病例报道，NRH可转化为肝细胞癌（HCC），这使得一些学者认为NRH可能是一种癌前病变。

四、胆管腺瘤

外科医师应该了解胆管腺瘤，因为其是常见的，并且是在手术中可能被误诊为肝转移癌的一种肝良性肿瘤。胆管腺瘤在临床诊断时很难被确诊，但是在开腹或者尸检时则容易被发现。其直径很少超过1 cm，多表现为肝包膜上的一些灰白色占位。其由大量的被纤维基质环绕的成熟的胆管细胞构成，这些细胞和邻近的肝细胞相互融合，分辨不清。在临床工作中，需要将胆管腺瘤和肝脏局灶性结节增生、未分化的肝内胆管细胞性增生性结节进行区分和辨别。

胆管腺瘤唯一的临床意义在于在腹腔镜或者开腹手术中，它可能与转移性肝癌、胆管细胞性肝癌或其他肝局灶性病变相混淆。一旦怀疑该病变，应行活组织病理检查确诊。

五、肝脓肿

20世纪以来，虽然对于肝脓肿实施了早期诊断，对潜在病因进行了早期预防，应用了更多、更有效的抗生素，但其发病率仍然较高。近几年，血源性传播导致肝脓肿的病例正在减少，而继发于胆道系统感染的病例却逐渐增加。对于超过5年的病例进行回顾性分析，几乎有一半的病例主要是由胆源性脓毒血症引起的，20%的患者感染来源于门静脉系统，但是有少数患者则来自机体全身性的感染。继发于胆管炎的肝脓肿，由于感染病菌沿着胆道系统走行而经常呈多发性分布。早期一些报道把胆总管结石作为主要的致病因素，而现在更多的是把恶性胆道梗阻作为常见的病因。

腹腔内感染病灶随血液进入门静脉系统，可导致肝脓肿。在早期文献记载中，肾盂静脉炎导致门静脉炎的概率仅次于阑尾炎，然而现在导致门静脉炎更多的是憩室炎、胰腺炎及弥漫性腹膜炎等。非胃肠道来源的血源性传播占肝脓肿的10%～20%，其中最经典的是细菌性心内膜炎的发生，其余多和全身菌血症有关，如泌尿系统的脓毒症、肺炎、骨髓炎或静脉内毒品的滥用等。肝脓肿也可以由邻近器官，如胆囊、结肠、胃或十二指肠等局部穿孔直接扩散至肝所致。现在，虽然广泛开展临床病例调查，但是仍有相当一部分（15%～35%）肝脓肿（隐源性肝脓肿）的病因不清楚。

（一）临床表现

肝脓肿患者可表现出特有的症状和体征，最常见的是高热，可导致身体不适、厌食、体重下降及上腹部疼痛等，大约50%的患者还可出现黄疸。细菌性感染可通过实验室检查来诊断，一般的检查结果包括白细胞计数增高、贫血、高胆红素血症及急性期C反应蛋白升高等。超声可以确诊含有液体的囊腔的存在，慢性脓肿显示出强回声的影像。CT可以用于排除其他脓肿的发生，辨认脓肿的来源。伴有胆道病损、胆管阻塞性肝功能损害或者胆管扩张的患者，可行MRCP检查，结合横断面MRCP显像可识别出肝实质异常性疾病。钡剂灌肠或结肠镜检查可用来排除结肠病变所引起的门静脉脓毒血症。

（二）治疗

对于脓肿，成功处理的关键是抽出脓液并合理应用抗生素进行治疗。如何应用抗生素是由血培养和脓液培养结果共同决定的。实际上，我们可以识别出所有的病原微生物，但是在诸多微生物中，肠内微生物仍为主要的致病菌。当肝脓肿继发于门静脉系统所致的感染后，我们可以看到各种微生物的感染。虽然对于肝脓肿而言，作为唯一的内科保守治疗方式的抗生素疗法很少成功，但对于弥漫性多发性微小脓肿的患者来说，长期抗生素疗法可能是唯一的治疗方案。一般情况下，明确诊断的肝脓肿需要排出脓液，进行引流。在过去20年里，经皮穿刺引流技术的引进与改善，极大地改变了肝脓肿患者的治疗方式。在大多数医疗中心，对于单发性或多发性肝脓肿，经皮穿刺引流术已经变成了首选的治疗方式。经皮穿刺引流术也可以成功地治疗肝内胆道系统所导致的肝脓肿，但引流时间相对较长。在不进行引流的情况下，经皮穿刺抽吸术结合全身性抗生素疗法也已经被一些医疗单位接受。然而在比较两种治疗方式的随机试验中，后者的治愈成功率约为60%，而经皮穿刺引流的成功率则高达100%。

定期冲洗引流管可以减少坏死物质堵塞导管。一般不用外科引流，但是当经皮穿刺引流失败时，以及对合并潜在性问题需要外科处理的患者，可考虑使用外科方式引流。极少数肝脓肿的患者，偶尔需要实行肝切除术。肝切除术的指征通常是保守治疗失败、肝内胆管结石、肝内胆管狭窄或全部肝细胞受到破坏等。

胆道系统的有效减压和肝脓肿的引流是同等重要的，因为胆道的梗阻也可促进肝脓肿的形成和发展。脓液的引流和抗生素的治疗都应维持一段时间（4～6周），从而完全性地根除感染病灶。

目前，肝脓肿仍然有着较高的死亡率。与恶性胆道梗阻相关的肝脓肿患者大部分预后较差。

六、阿米巴肝脓肿

阿米巴肝脓肿较常见，常被认为是肝的一类独特性病损。全球大约有10%的人口被阿米巴病原体感染，但只有不足10%的患者表现出临床症状。肝脓肿是阿米巴病最常见的肠外表现，占感染患者的3%～10%。男性患者多于女性，感染好发年龄段在20～50岁。

阿米巴肝脓肿的诊断相对比较容易。它是一种地方性疾病，患者在被阿米巴病原体感染肠道后多年，才可能发生肝脓肿。75%～90%的脓肿发生于肝右叶，肝左叶的受侵通常预示着疾病的进一步恶化。肝脓肿破裂占感染病例的2%～17%，通常破裂后，脓液进入腹腔，很少进入胸腔、气管和心包。阿米巴肝脓肿的症状和体征与细菌性肝脓肿相似。超声和CT均显示脓肿的边缘分界不清。阿米巴肝脓肿患者的血清中有阿米巴抗体存在，这些抗体可以通过间接血凝酶试验或酶联免疫吸附试验（ELISA）检测。经皮穿刺抽吸可抽出一种无菌无臭有"鱼酱样"外观的液体。常规经皮穿刺抽吸在阿米巴肝脓肿的治疗中是不必要的，除非血清学检查不确定、抗阿米巴药物治疗疗效不确定（如在怀孕期）或肝脓肿即将破裂时，才考虑使用。在阿米巴肝脓肿比较流行的地区应开展对阿米巴肝脓肿的初步筛选。其初步诊断应注重阿苯达唑试验性治疗的临床反应。如果临床症状在治疗的72小时内没有消失，要么不考虑是诊断错误，就是发生了二次细菌感染。当药物治疗无效时，可行经皮穿刺抽吸术。经皮穿刺引流很少用，因为脓腔内容物黏稠且可能诱发细菌的双重感染。对于病情复杂和那些保守治疗无效的患者，可行开腹引流。有医疗机构对患有阿米巴肝脓肿的3081例病例进行了Meta分析，发现死亡率约为4%；与之相比，细菌性肝脓肿患者的死亡率约为46%。

七、肝棘球蚴病

肝棘球蚴病是一种能引起肝损害的人畜共患病。这些致病的病原体被称为子囊，而不是脓肿。这些病原微生物的演变完全由所处的肝内环境决定，且很少发生炎症反应。肝病损的周围发生纤维化，形成无上皮组织包裹的囊腔。虽然肝棘球蚴病的发病率正在不断下降，但是散发的一些病例在欧洲、大洋洲、南美洲、亚洲和非洲等地都有相关报道。人类肝棘球蚴病的流行与狗和羊有着直接的关系。虽然多房棘球蚴或泡状棘球蚴感染很少见，但它们危害更大，它们比普通肝棘球蚴病具有更大的侵害性。

棘球蚴囊腔多是单室，报道最大直径可达20 cm，囊壁大约有5 mm厚，由外部的角质层（外囊层）和内部的生发层（内囊层）所构成。内囊层可以产生无色透明的囊液及生发囊和子囊。生发囊是一类小的细胞群，可与钙质体一起形成"囊砂"。肝损害大约70%发生在右叶，15%发生在左叶，两叶都发生者占病例总数的15%。

（一）临床表现

肝棘球蚴病可能在患者童年时期就已经发生，一直潜伏了许多年，直到有并发症的发生才引起重视。肝棘球蚴病的临床症状比较隐匿，但病史中通常有与狗或羊的接触史。肝包膜的受压膨胀可以产生右上腹的疼痛，黄疸不常见，但也可能因为肝外胆管的压迫或棘球蚴囊肿破裂，囊内成分堵塞胆道系统而出现。大约10%的病例可发生棘球蚴囊肿破裂引起二次细菌感染。肝功能检查可见异常，嗜酸性粒细胞增多可见于约1/3的患者。

肝棘球蚴病有时容易与早期肝肿瘤或者转移性肿瘤相混淆，血清学检查可以有效地确诊该病。腹部平片可以显示钙化的囊壁，超声和CT可以显示主要的囊腔间隔、囊砂或者子囊，这些是肝棘球蚴病区别于其他良性肝囊肿的重要指标。为了防止疾病的传播或过敏反应的发生，应避免使用经皮穿刺抽吸术和经皮穿刺引流术。

（二）治疗

该病一旦确诊，一般需要进行外科手术，因为具有繁殖能力的内囊本身就是一种潜在的并发症。肝棘球蚴病患者由于棘球蚴囊肿破入腹腔、胸腔或因支气管胆管瘘的发生而具有较高的死亡率。对于患有小的、无症状的钙化囊肿的老年虚弱患者，应尽量避免外科手术。口服驱虫药物，如甲苯咪唑、阿苯达唑，可以减少手术中棘球蚴囊肿播散的风险，降低术后复发率。尽管驱虫药物的疗效仍然存在相当大的争议，但是这种治疗方式已被部分学者提倡。由于过敏反应的发生或存在硬化性胆管炎的危害，棘球蚴内囊抽吸术联合滴注灭菌剂，如高渗生理盐水、硝酸银盐溶液、氯己定、溴棕三甲胺、过氧化氢、甲醛或乙醇等的方式已经被淘汰，大体上被围手术期服用驱虫药物的治疗所替代。

外科手术治疗的主要原则是根除寄生虫，防止术中囊内容物的外溢及消灭残腔等。开始手术时，用纱布保护手术周边部位，减压后，把内囊层从外囊层上剥离下来，取出囊肿及内容物。之后，应仔细检查残腔的纤维壁，进行缝合，以防止胆管囊肿引起的胆漏，残腔可以用网膜进行填塞，也可以行扇形缝合。一些专家提倡外囊摘除术，但是也应该保留与主要血管相连的部分囊壁，对于较小的、位于肝周边的病灶，尤其是诊断比较困难时，可考虑肝切除术。肝棘球蚴病外科手术的死亡率很低，米利切维奇（Milicevic）通过对505例病例的研究发现，肝棘球蚴病外科手术治疗约占30%，死亡率约1.5%。

八、单纯性肝囊肿

肝的非寄生性囊肿可能来自肝内胆管的先天性畸形，这些囊肿在肝内可呈单个、多个或弥散性分布（如多囊肝）。囊肿内含浆液，与肝内胆道系统不相通。肝内小囊肿往往被肝正常组织包裹，但大囊肿可压迫邻近的肝组织并导致其萎缩。大的肝囊肿可能占据整个肝叶，并使剩余的肝代偿性增生。这些囊肿往往无包膜且为单腔。显微镜下可见，囊肿壁是由单层立方上皮或柱状上皮排列而成，与胆道上皮相似。单纯性肝囊肿的发病率约为3.6%。在无症状病例中，女性与男性的患病比例为4∶1，但在有症状或复杂的单纯性囊肿病例中，女性与男性的比例可上升至10∶1。

（一）临床表现

绝大多数的单纯性肝囊肿没有症状，多是被偶然检查发现的。较大的囊肿可引起腹部疼痛或不适，且在右侧季肋区可触及肿块。其他的症状包括厌食、早饱和呕吐等。罕见的并发症包括囊内出血、破裂、扭转或感染引起的急性腹痛。黄疸在肝囊肿中一般不常见，但在胆道系统外部受压时可引起黄疸。同样，门静脉受压可引起门静脉高压症。

肝囊肿的诊断常采用腹部超声检查，其征象是在肝内可见边界清楚的圆形无回声区域，无明显囊壁，其后可见增强声影。囊内出血时可出现囊内回声增强。然而，当囊壁有结节或囊内有实性组织时多考虑为肝肿瘤可能。多发性肝囊肿时，肾超声对排除多发性肾囊肿是很有效的检查。尽管在明确其他囊肿方面，介入检查是很有必要的，且CT或MRI能提供更准确地解剖位置，但单纯性肝囊肿很少需要更进一步的检查。在CT上，肝囊肿显示为边界清楚的充满清亮液体的囊腔，CT增强扫描证实这些囊腔没有血管。囊肿并发出血时，单纯性肝囊肿会出现囊壁增厚和囊内沉积物。在肝囊性病变中，血清学检查主要用于排除寄生虫感染。单纯性肝囊肿极少出现钙化，而肝棘球蚴囊肿中常常会见到钙化灶。

（二）治疗

没有症状的单纯性肝囊肿无需治疗，而有症状或病情复杂的单纯性肝囊肿需要及时治疗。经皮穿刺抽吸囊肿可能导致感染，且无法根治囊肿。然而，这个技术可用来诊断疑似病例。经皮囊内灌注组织硬化剂的抽吸术在降低有症状的肝囊肿和放射性肝囊肿的复发率上展现出了预期的效果。在过去，单纯性肝囊肿的开窗引流术已经成为常规的外科治疗方法。因为囊肿和肝组织之间没有解剖间隙，所以全囊肿剥除术是不必要和危险的。近几年，单个肝囊肿提倡行腹腔镜下肝囊肿开窗引流术，1991年首次报道了这项技术，与开腹手术相比，其使患者更容易接受且术后恢复时间更短。在最近21篇关于腹腔镜下肝囊肿治疗的综述中，克林格勒（Klingler）等报道了61例腹腔镜下肝囊肿开窗引流术，仅占其所有肝囊肿患者的10%。

在开腹手术中，大囊肿开窗引流术也不能完全避免囊肿的复发。对于这些患者，可考虑应用不损害肝组织的扩大根治性切除术。

九、多囊性肝病

成人多囊性肝病一般与多发性肝囊肿有关，而多发性肝囊肿无论从宏观角度还是从微观角度都与单发性肝囊肿相似。然而，本书提出的多发性肝囊肿，可能广泛侵及两个肝叶。除了较大的囊肿，还有很多小囊肿及大量的胆管丛，特指胆管微错构瘤。本书所呈现的多囊性肝病是一种常染色体疾病，因为会发生肾衰竭，所以预后非常差。该疾病在高龄及女性人群中发病率较高。

（一）临床表现

多囊性肝病患者最常见的临床表现与肝体积增大有关，包括腹部、盆腔脏器的压迫及呼吸受阻，75%的患者会出现腹部肿块，但很少有患者出现胆汁淤积、肝功能衰竭或者门静脉高压，肝功能检查一般正常。超声及CT可证实肝和肾有多发的边界清楚的囊肿。多囊性肝病呈渐进性增大，并发症不常见。据报道，肾移植后的免疫抑制治疗经常会导致囊肿破裂及细菌感染。

（二）治疗

多囊性肝病无症状患者无需治疗。经皮穿刺抽吸和硬化剂灌注疗法很少能够达到令人满意的长期疗效。根据林（Lin）等的报道，对于有症状的患者，囊肿去顶术和开窗手术是最常用的治疗方式。为了达到满意的疗效，手术范围要大且彻底。有研究指出，腹腔镜下囊肿去顶术是一种很好的缓解症状的治疗方式。然而，在使用这一治疗方式的患者中复发率较高。最新的研究发现，扩大肝切除术可能具有长期缓解症状的疗效，但是我们应该意识到，对于这些患者来说，肝切除是非常困难的，而且术后并发症发生率较高。尽管如此，扩大肝切除术和囊肿去顶术使患者对残肝具有更好的耐受性。手术干预常常会导致术后短暂的大量腹水。肝移植适用于肝功能衰竭的患者。

第二节　肝原发性恶性肿瘤

除肝细胞癌这种最常见的恶性肿瘤以外，肝原发性肿瘤（HCC）很少发生在成人中。HCC来源于肝细胞，肝硬化是其主要的病因。由于其发病率的上升及新的治疗方法的发展，这种肿瘤一直让研究人员很感兴趣。肝内胆管癌来源于外周肝内胆管胚根，其他罕见的原发性肿瘤可来源于中胚层细胞，包括肝血管肉瘤、肝上皮样血管内皮瘤和肝癌肉瘤。

一、肝细胞癌

HCC占肝原发性恶性肿瘤的90%，而且其发病率仍在持续增长。它是全球第六大常见的恶性肿瘤，占所有肿瘤的5%以上。HCC同时也是世界第三大常见的肿瘤致死病因。国际癌症研究机构已经在2008年建立了全球监控系统，全球每年有超过69万人死于肝癌，与结肠癌及直肠癌死亡人数相同。

HCC通常发生在男性，多数患者存在肝硬化背景。随着肝硬化治疗水平的提高，患者的存活率逐年上升，这导致了HCC发病风险越来越大。HCC的随访研究证实，肿瘤导致的死亡率为50%～60%，肝衰竭及胃肠道出血分别占约30%和10%。

当前，HCC可以被早期诊断，尤其是通过对高危患者的筛查。HCC可以通过手术切除和经皮消融得到根治性治疗。这些治疗方法的选择主要是依据肿瘤的形态特征及剩余的无瘤肝功能。遗憾的是，由于剩余肝有潜在的肝硬化风险，这些治疗方法都具有较高的复发率，肝移植似乎是一个合乎逻辑的治疗方法，但也有其局限性，包括肿瘤复发、有限的供体和较高的费用。最令人兴奋的进展有乙型肝炎病毒（HBV）和丙型肝炎病毒（HCV）的控制、慢性肝病患者癌变的预防、早期影像学筛查和治疗药物的发展。在肝脏外科领域，更好的肝功能评估和更精确的肝解剖学分段的影像学评估，促使术后死亡率下降。积极的随访和复发后治疗也使患者5年存活率增加到70%。

（一）肝细胞癌的危险因素

HCC的主要危险因素是肝硬化。其他的独立危险因素有男性、年龄（作为在特定的病因中暴露时间的一个标记）、肝硬化分期和糖尿病史。

80%～90%的HCC发生在有潜在肝脏疾病的患者中。肿瘤发生的风险随肝硬化的类型而变化。慢性病毒性肝炎是报道最多的风险因素（占全球范围HCC的78%）。其他形式的肝硬化如原发性胆汁性肝硬化则是低风险因素。

10%～20%的HCC发生在无肝硬化的患者中。术语"无肝硬化"似乎比"正常肝"更合适，因为这些患者经常有一些轻度纤维化、坏死性炎症、脂肪变性或肝细胞不典型增生。不合并肝硬化的HCC可能存在一些与肝硬化相同的致病因素，如HBV感染或乙醇滥用。或者，HCC可能会发生在诸如α_1-抗胰蛋白酶缺乏症、血色病等很少导致肝硬化的疾病中，或发生在诸如激素暴露或糖原累积等不会导致肝硬化的特定病因中。

（二）肝细胞癌和慢性肝病结节性病变的病理学

癌前病变的形态学特征为显微镜下的不典型增生结节和大体的不典型增生结节（DN）。

显微镜下的不典型增生结节由直径<1 mm的不典型增生肝细胞组成，常发生在慢性肝病尤其是肝硬化患者中。DN是指直径<2 cm、组织学证据证明不是

恶性的不典型增生结节。根据细胞学或结构异型性程度，DN被分成低级别和高级别。低级别的DN直径约1 cm，微黄色，恶变的可能性非常低。高级别的DN不太常见，但通常是典型的稍大结节（最大2 cm），其特征为细胞密度增加伴有不规则细小梁型和偶有不成对的动脉，通常很难与高分化的HCC鉴别。DN可以含有分化良好的HCC微小病灶，因此被视为癌前病变，有大约1/3的DN会恶变。然而必须认识到，<2 cm的病灶也可能是HCC。

在显微镜下，HCC表现出不同的分化程度，通常分为4个不同的组织学分化程度，称为Edmondson Ⅰ～Ⅳ级，分别为高分化、中分化、低分化和未分化型。随着肿瘤直径的增大，其分化程度降低。分化较好的HCC细胞与正常的肝细胞非常相似，其在增殖过程中会形成类似于正常的小叶结构。因此，分化较好的HCC通过肝穿刺活检或者肝切除标本行病理组织学诊断比较困难。目前，一些免疫学指标，如磷脂酰肌醇蛋白聚糖3（GPC3）、热激蛋白70（HSP70）、谷氨酰胺合成酶（GS），已经被用于这类HCC的辅助诊断，而且这些指标不仅可以通过肝切除标本进行检测，也可以通过肝穿刺活检组织进行检测。其中任意两项免疫标志物染色阳性，诊断早期或者分化较好的HCC准确率可达50%～73%。如果免疫标志物是通过肝切除标本进行检测的，其特异性可达100%。

血管形成是鉴别HCC和肝再生结节的一个重要指标。肝再生结节发展至低度不典型增生、高度不典型增生，最后发展至HCC，其发展过程的典型特征是门静脉血管的消失及动脉血管的形成。新生的动脉血管成为肿瘤的主要血液供应。新生动脉血管的形成不仅是HCC诊断的主要病理特征，而且还是其栓塞和抗血管治疗的理论基础。

HCC病灶周围可能会有纤维被膜包裹。据统计，80%的肝切除标本存在这种纤维包膜。包膜的厚度、完整性各有不同，而且往往被癌细胞侵犯。约1/3直径<2 cm的HCC包膜可遭到癌细胞侵犯，约2/3直径>2 cm的HCC包膜可被侵犯。

HCC很容易侵犯周围的组织及血管。对于膨胀型生长、低分化及较大的肿瘤，其门静脉血管侵犯率较高。直径<2 cm的HCC微血管侵犯率约为20%，直径2～5 cm的为30%～60%，直径>5 cm的为60%～90%。伴有门静脉血管侵犯是HCC复发最重要的预测因素。肿瘤栓子有自己的血液供应，而这些血液供应多来自肿瘤最初侵犯的静脉血管。HCC一旦侵犯门静脉血管，肿瘤栓子则会沿着血管的两个方向迅速生长，尤其是沿着门静脉血管的主支方向。结果，HCC会随着肿瘤栓子在血管中播散而侵犯肝。一旦肿瘤栓子侵犯至门静脉主支时，就会增加门静脉阻塞的风险，并可引起门静脉高压，进而引起致命的肝癌破裂、食管静脉曲张及肝功能失代偿期（包括腹水、黄疸和肝性脑病）。HCC患者的肝静脉有时也会被侵犯。肝静脉受侵犯后，最终会扩散至上、下腔静脉或右心房，这样就会增加肺转移的风险。HCC有时也会侵犯胆道引起黄疸，甚至胆道出血。HCC引起胆道梗阻的机制主要包括：

（1）管内肿瘤的扩散增大。

（2）坏死肿瘤碎片堵塞管道。

（3）肿瘤出血引起胆道出血。

（4）转移性的淋巴结压迫肝门部胆管。

据统计，HCC被确诊时，门静脉、肝静脉和胆道受到肿瘤侵犯的比例分别为15%、5%和3%。然而在HCC自然发展的过程中，约1/3的患者会发展至门静脉癌栓。当存在门静脉癌栓时，肺部转移最为常见。其他部位按照转移概率，由大到小依次为：肾上腺、骨、淋巴结、脑膜、大脑实质和肾。其中，大肿瘤、双叶肿瘤及低分化肿瘤更容易转移。

（三）临床表现

HCC很少发生在40岁之前，70岁左右为其高发年龄。在相同的年龄段，男性的发病率是女性的2～4倍，在有中等发病风险的南欧人群和绝经前女性中最为明显。男性发病率较高，可能与高体重指数和高雄激素水平有关。

HCC往往在以下3种情况下被诊断。

（1）在常规筛查中被偶然发现。

（2）因为肝功能检查异常被偶然发现。

（3）出现HCC相关症状，其严重程度往往与肿瘤分期和残肝功能有关。在发达国家，越来越多的患者在未出现症状之前就被发现存在HCC。随着肿瘤的增大，可能会引起腹部疼痛或不适、体重减轻、虚弱、厌食和发热等症状。这些症状都是肿瘤增大或引起并发症的结果。这些症状也可能突然发生。

5%～15%的HCC会发生自发性破裂，多见于浅表和比较突出的肿瘤。如果有肝硬化病史的患者突发上腹部疼痛，或者是发生急腹症的亚洲和非洲患者，都应该高度怀疑有HCC。轻微的破裂表现为腹部疼痛或者血性腹水，有一半的患者会发生低血容量性休克。门静脉受侵犯可能会表现为上消化道出血和急性腹水，而肝静脉和下腔静脉受侵犯可能会引起肺栓塞或者猝死。

2%的HCC患者会因为胆道受侵犯，或者胆道出血而引起相关的临床症状。HCC也会引起类肿瘤样症状，比如红细胞增多、高血钙和低血糖。对于伴有潜在肝脏疾病的患者，突发性或者急性加重的腹水和肝功能失代偿可能会成为HCC发生的早期证据。

单纯的临床检查或许只能发现一些大的比较表浅的肿瘤。另外一些比较重要的肝硬化症状，如腹水、侧支循环形成、脐疝及脾大，均应该受到重视。

（四）肝细胞癌的诊断

HCC的确诊需要组织学诊断，特别是在肿瘤≤3 cm，或需要采取积极治疗的情况下。理想的标本是在得到患者同意的情况下，同时活检非肿瘤肝组织，这样有助于研究。非侵入性诊断（仅采用放射影像学检查）需要严格的技术条件和诊断经验。

2000年，欧洲肝病研究学会最先尝试采用标准化诊断依据。自美国肝病研究学会于2005年发表了HCC诊疗指南以来，许多研究报道了甲胎蛋白（AFP）对有效诊断和监测HCC缺乏充分的敏感度和特异度。在2011年更新版的诊疗指南中，提倡的诊断策略主要是影像学技术和（或）以下活检标准。

第一，对于超声检查显示<1 cm的结节，影像学检查很难确诊其性质。由于这种病灶穿刺活检的准确性较低，建议每3～6个月行一次超声检查，直至病灶消失、增大或有HCC特征。如果2年内结节都没有增大，可恢复常规的定期复查。

第二，对于超声检查显示>1 cm的结节且合并有肝硬化，可以通过一种对比增强的影像学检查（多层螺旋CT或动态增强MRI）确诊HCC。HCC特异的影像学表现是动脉期显著强化、静脉期及延迟期洗脱。对合并肝硬化的HCC患者，无创检查的价值已经被证实。这些典型影像学特征的特异性和准确性近100%，敏感性达71%。

第三，尽管穿刺活检可能会出现阴性的结果，但如果病灶不具备这些典型的表现及血管特征，同时也不具备其他临床特征（如不存在肝硬化），还是推荐行诊断性穿刺活检。

此外，一些研究报道，超声造影对于HCC的诊断可能出现假阳性，很难与肝内胆管癌鉴别。因此，这个检查已经被美国肝病研究学会从HCC的诊断方法中去除。

（五）治疗方案

HCC的治疗方案的可选择范围很广，如肝移植、肝切除、消融、化疗、全身治疗等。在已有的指南中选择合适的诊疗方案需要由多学科诊疗小组，涉及肝胆胰外科医师、介入放射专家、肿瘤专家及肝病专家，联合做出决策。

肝移植、肝切除和消融是传统的有效治疗HCC的方式，然而当有潜在肝脏疾病表现时（通常是肝硬化），只有肝移植能够在治疗潜在肝病的同时有效兼顾HCC。而肿瘤复发的治疗方案与其他治疗方案基本一致。

对于没有合并肝硬化的HCC患者，肝切除是理想的治疗方案，然而有机会接受肝切除的HCC患者只占少部分。对于合并肝硬化的患者，治疗决策的制定更具挑战性，应综合考虑肿瘤的侵袭转移、正常肝的状况及患者的一般情况。

1. 正常肝的肝细胞癌治疗

对于没有或存在少许纤维化的HCC患者，治疗选择为部分肝切除。正常肝具有很强的再生能力，能耐受较大范围的肝部分切除术。肝切除围手术期死亡率和并发症发生率分别为1%和15%，5年生存率超过50%。但是，伴有代谢综合征的患者术后死亡的风险有所升高。HCC淋巴结转移的发生率为15%，合并肝硬化的患者占5%，因而推荐进行淋巴结切除术，但不推荐辅助化疗。肿瘤复发的早期诊断及治疗可能提高生存率，因而推荐进行有规律的随访，建议每间隔6个月进行胸、腹部CT检查。

其他侵入性治疗对HCC的作用有限。由于肿瘤在诊断时经常已经发展至较大直径，经皮消融通常不作为备选治疗方案。肝移植围手术期的死亡率为10%，并且需要接受长期免疫抑制治疗，远期疗效与其他手术切除的病例相比并没有显著差异。当解剖困难、预留肝组织体积不足及肿瘤复发不宜切除时，不应采用部分肝切除术，而首选肝移植。在没有大血管及淋巴结转移，不考虑肿瘤大小及异变的情况下，患者的5年生存率为59%。

2. 肝硬化患者肝细胞癌的治疗

（1）肝切除

①局限性：对于肝硬化患者而言，HCC的肝切除存在以下局限性。a. 20%～60%的患者在确诊HCC时即为多发肿瘤，而肝切除术一般只适用于单发肿瘤；b. 肝硬化是发生术后并发症的高危因素；c. 肿瘤切除需保留足够的切缘，因此必须有足够的预留肝体积；d. 由于肝硬化的持续存在，术后不可避免会出现肿瘤复发。

②手术风险及患者选择：凝血障碍、门静脉高压、肝衰竭、余肝再生等因素使肝硬化患者的手术切除风险升高。在20世纪90年代，在院死亡率高达10%（在某些地区死亡率更高）。近年来，由于患者选择性、手术技术及围手术期管理的提高，其结果有所改善。尽管一些大宗报道中并没有提及死亡率，但在国家调查或登记系统中死亡率为6%，结果较无肝硬化患者或其他恶性肿瘤仍然偏高。

只能对Child-Pugh评分为A级的患者实施手术是肝切除术的准则之一。Child-Pugh评分为B级或C级的患者，肝切除术是禁止的，因为即使只是行小范围的肝切除手术或剖腹探查术，这类患者都有出现早期肝衰竭的风险。由于肝实质的再生能力受损，即使是Child-Pugh评分为A级的患者仍有较高风险出现术后肝衰竭，尤其是在大范围肝切除之后，这与肝纤维化的等级有关。术后肝衰竭多发生于具有临床危害的广泛性肝纤维化或肝硬化的患者中。一般情况下，在大范围肝切除术后，凝血酶原时间、血清胆红素都有所升高，分别于术后第1天、第3～5天达到峰值，7天内重新恢复正常水平。对于肝硬化患者而言，这两项指标的恢复时间将有所延长。术后第5天，若凝血酶原时间高于正常值的50%，同时合并血清胆红素＞50 μmol/L，则术后死亡率接近50%。

因此，对于Child-Pugh评分为A级的患者还需其他选择标准。在日本，多采用吲哚菁绿（ICG）试验。先静脉注射ICG 0.5 mg/kg，而后通过测定外周血中残留ICG的量来评估肝功能，尤其是注射后15分钟测定的ICG含量（15分钟滞留率，IGG-R15），ICG-R15的正常值是10%。对肝硬化患者而言，当ICG-R15≤22%，可行小范围肝切除术；当ICG-R15＜17%，才可行大范围肝切除术。相反，在欧洲和美国，主要选择没有显著门静脉高压和细胞溶解的患者。这要求患者没有食管静脉曲张、脾大、门体分流（包括脐静脉）或腹水（包括影像学检查），同时血小板计数＞100×10⁹/L。有些人甚至主张采用有创手段行肝静脉压力梯度（HVPG）测定，要求其值<10 mmHg。一些研究显示，正常血清胆红素和非显著性门静脉高压是肝切除术后预后良好最有效的预测因子。最近有研究显示，MELD评分及血小板减少症不仅与术后死亡率、发病率相关，同时还与远期生存情况相关，而不论Child-Pugh分级和肿瘤的特征如何。

在过去的5年中，如何最大限度地保证残余肝功能这一问题引起了业界广泛的兴趣，包括以下几点：a．选择性入肝血流阻断；b．避免过度游离肝；c．运用CT评估余肝体积（RLV）。对于慢性肝病患者，只有保证RLV>全肝体积的40%，才可行大范围肝切除术。若患者不满足此条件，则术前需行门静脉栓塞术（PVE）以增加RLV，更重要的是，可以此评估术前的肝再生功能。当准备行右半肝切除时（RLV偏小是最常见的风险），在超声引导下经皮穿刺将无水乙醇注入门静脉右支。2～6周，右肝将萎缩，而残余的左肝将代偿性肥大。鉴于此法的有效性，PVE（单独使用或联合经动脉化疗栓塞术）几乎已成为合并肝硬化患者行右肝切除的术前常用手段。若栓塞门静脉右支后，左肝没有增生肥大，表明肝不具备再生功能，此时应禁行肝切除术。越来越多的证据表明，不能仅靠肝体积的大小反映肝功能，因此对于RLV功能的评估也日益受到关注。

③技术：越来越多的证据表明，解剖性肝切除（相对于单纯肿瘤切除术）、扩大切缘（相对于有限切缘）可提高患者术后的长期生存率，且不会增加围手术期风险。这是因为肿瘤的微血管侵犯，其发生率与肿瘤直径、分化程度密切相关。一些回顾性研究结果显示，相较于局部肝切除患者，解剖性肝切除患者的总体生存率和无瘤生存率可提高约20%。至于肿瘤切缘的影响问题，在一组前瞻性对照研究中得出了以下结果：手术切缘2 cm的患者5年生存率为75%，切缘1 cm的患者5年生存率仅为49%。这两个概念并不是绝对的，在治疗中应该作为考虑因素，尤其是对于直径2～5 cm的肿瘤。

腹腔镜肝切除术越来越受到人们的关注。尽管尚未被完全证实，但腹腔镜肝切除术具有以下优点：减少术中出血，减少术后并发症的发生，减少术后镇痛药物的使用及缩短住院时间。而对肝硬化患者而言，其优势更加明显，既可以降低术后腹水的发生及其危害，也可以为将来可能进行的肝移植术提供方便（腹腔镜手术后腹腔粘连情况较轻）。

（2）肝移植（LT）

①原理：HCC是唯一可以通过移植技术使患者获得长期生存的肿瘤。实

施肝移植可去除所有检测到的和未检测到的肿瘤结节，以及肝硬化的所有癌前病变。因此，肝移植对于HCC患者是最有吸引力的治疗选择，它可以同时治疗潜在的肝硬化，并可预防术后近期或远期与门静脉高压和肝衰竭相关的并发症。

②患者的选择：肝移植在大多数HCC高发地区并不是轻易可采用的，即使可采用，也会存在供体短缺的问题。因此，肝移植只能在小部分HCC患者中完成（在大多数西方国家中不足5%）。如果HCC患者的预期生存期与因其他适应证而进行移植患者的预期生存期大致相同，那么这些HCC患者可被考虑为肝移植的潜在候选者。如果严格执行选择标准，上述目的有可能达到，否则HCC患者有因肿瘤复发而死亡的高风险。这些标准包括：第一，HCC局限于肝（例如没有肝外疾病，包括淋巴结）；第二，没有血管侵犯；第三，肿瘤负荷有限。

肿瘤负荷最开始被定义为直径<5 cm的单发肿瘤或者直径<3 cm的2个或3个肿瘤（米兰标准）。通过采取这些标准，肝移植术后5年生存率在60%～75%。有人认为这些标准太严格，因而提出了扩展标准。在这些扩展标准中，最广为人知、最有效的是美国加利福尼亚大学旧金山分校（UCSF）标准，即单发肿瘤直径<6.5 cm，或者3个以内肿瘤最大直径不超过4.5 cm且总直径<8 cm。其他标准考虑肿瘤分化不良或者血清高（或者迅速升高的）AFP浓度。基于分子表达研究以预测肿瘤生物学行为而不是肿瘤形态学，是这个领域现阶段的研究目标。

③候选名单上的患者的治疗。在欧洲和美国，从登记名单到移植的平均时间常常>12个月。超过25%的患者可能因疾病进展而从候选名单上被剔除。为避免患者退出移植候选名单，已陆续出现了三种方法：第一，活体肝移植，是一种供肝的替代来源，但它有自己的缺点，包括供体的固有风险、小肝综合征风险，以及只有25%～30%的移植候选者有潜在合适的供体。活体肝移植有实施迅速的优点，可避免患者退出移植候选名单。但是近期在西方国家，因为分配政策的改变，实施活体肝移植的患者数量有所下降，且呈现支持尸体器官移植的趋势。第二，在美国和欧洲，已开始相继执行移植物分配的新规定。美国于2012年执行的终末期肝病模型器官分配政策已经对在米兰标准内的HCC移植候选者给予优先权。因此他们的等待时间被缩短，避免了活体肝移植的需求。类似的政策已经在其他国家（如法国和英国）开始执行。第三，为避免在候选名单上的患者因肿瘤

进展而超出移植标准，切除、消融或者化疗栓塞治疗已被广泛应用。有一些证据表明，这些治疗可能降低患者的移植候选名单退出率，但结局是否和在米兰标准内或者超出米兰标准的患者相同仍然未知。这些治疗对于降级或者移植术后生存的影响也是未知的。切除相对于消融或化疗栓塞的一个特别优点是，它可以提供肿瘤的病理学特点。但是，当呈现不良预后因子时应该支持或不支持移植尚不清楚。

（3）肝动脉化疗栓塞（TACE）

①技术：相对于肝实质，HCC接受几乎100％的肝动脉供血。当供血动脉阻塞后，肿瘤会有缺血损伤从而导致广泛坏死。随着超选择性栓塞技术的发展，对可能促进肿瘤血管形成的附属动脉（如膈动脉或者乳腺动脉），应给予更多的关注，它们也应该被栓塞以达到对肿瘤足够的控制。注射碘油常常和肝动脉化疗栓塞联合，以提高栓塞有效性。在CT上可呈现高密度的碘油，在正常的肝实质中可以被清除，但是在恶性肿瘤中会滞留几周到1年多的时间。这种与明显副作用没有关联的累积效应可被应用于靶向药物、细胞毒性药物的治疗，并且增加它们在肿瘤细胞中的浓度。最近，药物洗脱珠装配阿霉素得到发展。这项技术比传统的TACE更贵，但是初步的结果表明其有良好的治疗反应，可延缓肿瘤进展。TACE联合抗血管生成的治疗正在评估当中。

②禁忌证：TACE不应该在肝功能失代偿、胆道梗阻、胆肠吻合及肾功能不全的患者中实施。除非仅限于个别肝段，且TACE也可以超选择的方式在一个有限的肿瘤体积上实行，否则门静脉栓塞也是一个禁忌证。

③发病率和死亡率：如果严格控制禁忌证，TACE的死亡率<1％。总的来说，超过75％的患者会发生以发热、腹痛、恶心及血清转氨酶浓度上升为特征的栓塞后综合征。这些不能通过抗生素或者抗炎药物预防的症状，往往有自限性，持续不超过1周。少于5％的患者会发生更严重的并发症，包括胆囊炎或胆囊梗死、胃或十二指肠壁坏死，以及急性胰腺炎（按发生率从高到低排序）。随着超选择性栓塞的应用，这些并发症与栓塞后综合征已越来越少见。肝脓肿非常少见，发生率为0.3％，但是它通常伴随着高死亡率，主要的危险因子有胆肠吻合、巨大肿瘤及存在门静脉血栓的病史。

④疗效监测：TACE的有效性可以CT的方式评估，以肿瘤动脉血供的消失及肿瘤直径减小为特征。但是这些特征不一定会同时出现。例如，肿瘤直径减小可

能伴随着持续存在的血管化（残留肿瘤）；然而，尽管肿瘤在大小上没有明显减小，但密集碘油沉积且没有残留血管化可能提示完全的肿瘤坏死。

（4）经皮局部消融治疗

①技术：经皮局部消融治疗是经皮穿刺向肿瘤内直接注射损伤剂或者注入能源的治疗方式。损伤剂包括化学药品，如乙醇（经皮乙醇注射）或者乙酸。注入能源的目的在于用射频、微波或间质激光光凝增加温度，或者降低温度（冷冻消融术）。不可逆电穿孔是一种新的与热量无关的消融治疗技术，其用高压直流电在细胞膜表面制造纳米孔，从而导致细胞死亡。射频消融（RFA）是这些技术中最有效的方法，它通过定位于肿瘤的针状电极（15~18G），利用电磁能量转换成热能，同时通过患者大腿部的接地板形成一个电路。射频从尖端发出，导致离子振动和摩擦热，从而引起凝固性坏死而导致细胞死亡。目的是在足够的时间内让整个肿瘤维持55~100℃的温度。检测阻抗是重要的，因为过多的热量会导致组织灼伤、组织阻抗增加及能量吸收减少。

②优点和缺点：上述的消融方法创伤性小，保护了正常肝实质，没有全身副作用，避免了大范围肝脏手术引起的死亡率和并发症发生率。另外，只有肿瘤＜5 cm才可能治疗成功。因为病灶直径越小，局部控制的可能性就越大。因为重复穿刺的需要，多发肿瘤（3个以上）也是一个局限性。此外，多发肿瘤是多病灶肿瘤形成或血管侵犯的结果，因此单一病灶治疗不可能很有效。显而易见，这些消融方法的共同要求是通过超声使肿瘤清晰、可视化及安全地使穿刺针到达肿瘤。因此，位于4段、7段和8段上部的等回声HCC或肿瘤，以及延伸到脾后缘的左外侧叶边缘肿瘤，可能不适合采用此种治疗。最后，不管哪项技术，穿刺针不应直接穿入肿瘤而应经过肝实质到达肿瘤，这样可以预防腹膜内出血或者肿瘤细胞播散。一些表面或者突起肿瘤是不可能用消融治疗的。近期，一个经验丰富的治疗小组报道，在理论上适合消融治疗的患者中，多达1/3因在超声下无法显示HCC、热损伤的危险或者缺乏安全路径而无法实施消融治疗。

③禁忌证和局限性：消融治疗的禁忌证包括导致腹膜内出血的肉眼腹水、不可被纠正的凝血功能障碍、胆肠吻合或者内镜下括约肌切除（与胆道细菌感染相关，因此有脓肿形成的危险）的既往史。其他禁忌证（相对乙醇注射更常见于射频或微波）来自从肿瘤到结肠、十二指肠、胃或者胆道汇合处，这些部位在加热过程中可能受到损伤或形成穿孔。与微波消融不同，RFA对于装有起搏器的患者

是绝对禁忌的。RFA的有效性看起来也比微波消融更易受血管蒂近端的影响（所谓的冷却效应）。而经皮乙醇注射是一项既快速又便宜的技术，且可在浅镇静状态下完成。RFA更昂贵，并因为持续时间长（20~90分钟）且较痛苦，需在全身麻醉状态下完成。微波消融也是在全身麻醉状态下完成，但是过程很迅速。

消融的死亡率低于1%，并发症发生率低于10%。最常见的并发症是胸腔积液和节段性肝内胆管扩张，它们没有影响或者影响很小。严重并发症包括脓肿形成、毗邻器官穿孔及腹膜内出血。肿瘤播散的发生率在5%以下。危险因素包括肿瘤位于被膜下及肿瘤组织学分化不良，在退针时凝结穿刺针道可降低这种风险。

④方法和边缘：消融不仅要以肿瘤为目标，而且要达到一个安全的边缘以控制卫星灶。这些卫星灶的发生率，以及它们与主病灶的距离随着主病灶的增大而增加。相对于高分化肿瘤，低分化肿瘤卫星灶的发生率和距离也会增加。对于一个测量直径为3 cm的HCC，它的安全边缘最少应该是5 mm，因此消融的直径应该是4 cm，这很容易被热能消融达到而不是被化学药物消融达到。进一步改善肿瘤和边缘控制的方法包括多极消融（环绕肿瘤放置多根探针）及联合TACE的消融。疗效可通过CT或MRI在不早于消融术后1个月的时间内评估。RFA可能导致肿瘤外围纤维组织环（在MRI或CT延迟相呈富血供），这应避免被误认为是残留的肿瘤组织。后期随访依赖于每3个月的影像学检查以确保增强对比、没有复发迹象。

⑤适应证：经皮消融治疗最开始在不适合切除手术的患者中使用。目前欧洲肝病研究学会和美国肝病研究学会都已经推荐这项技术。随后，新辅助疗法被用于肝移植候选者及肝切除术后的复发治疗。

随着消融疗效的提升和技术的提高及患者的选择，它同样也被考虑作为手术的替代疗法甚至是在特定情况下的一线治疗方法。一项大型多中心2期临床研究报道，在肿瘤直径2 cm以下的HCC患者中，消融后有97%的患者达到完全反应状态，5年生存率达到68%，两项随机对照研究证实消融和切除对于早期HCC患者没有差异。然而，就3年生存率和局部控制而言，Meta分析仍支持手术切除而不是消融。另外一个担忧是在美国和意大利，最近出现了以消融量增加作为HCC治疗手段的短暂趋势。与其他治疗手段不同，消融手术的生存率是降低的。这些情况提示对HCC消融适应证的扩展应给予严格评估。

3. 其他姑息性治疗

（1）传统的系统化疗

在过去，系统化疗的价值极低，因为仅有小部分HCC患者可能通过使用传统药物获得部分疗效或有价值的缓解。因此，除临床试验以外，对于不可行切除术的HCC患者使用化疗是不合理的。

（2）靶向抗血管生成治疗

索拉非尼以酪氨酸激酶血管内皮生长因子（VEGF）受体 2、3 和血小板源性生长因子（PDGF）受体 β 为目标，发挥抗血管生成的作用。在初期的 3 期双盲对照临床试验中，在有组织学证明的进展期肿瘤、肝功能 Child-Pugh A 级的患者中，治疗组的中位时间是 10.7 个月，而安慰剂组是 7.9 个月，并且从中位时间到肿瘤进展分别是 24 周和 12 周。索拉非尼在进展期 HCC（不可切除或者转移）中的有效性，已在亚洲开展的一项包含了大多数 HBV 相关性 HCC 患者的随机安慰剂对照试验，以及一项超过 3000 名患者参与的大型 4 期临床研究中被证明。索拉非尼的副作用包括腹泻（39%）、手足综合征（21%）、厌食（14%）和脱发（14%）。抗肿瘤效应、药代动力学参数和安全性参数在 Child-Pugh A 级和 B 级患者中相似。这些结果确立了在 Child-Pugh A（或 B）级的晚期 HCC 患者中，索拉非尼应作为标准治疗。其他评估联合或者序贯疗法的试验正在进行中。

作用于其他信号通路的药物已经在2期临床试验中评估，包括贝伐单抗和舒尼替尼。抗表皮生长因子受体药物如塔西法和西妥昔单抗也表现出有希望的结果。对于这些治疗，禁忌证包括冠状动脉疾病、心力衰竭、高血压，以及Child-Pugh B级或C级肝硬化。

（3）放射性栓塞

外照射放疗在HCC方面价值有限，因为正常的肝实质对于射线更加敏感。因此，研究人员将更大的兴趣转向了于肝动脉注射放射性同位素，如^{131}I标记碘油或者^{90}Y标记的微球（放射性栓塞），这种方法使肿瘤内传送的药物增加且降低了毒性。上述药物在没有并发门静脉血栓的HCC患者中的疗效与化学药物栓塞相当；但是在门静脉受侵犯的HCC患者中，其疗效优于化学药物栓塞。^{90}Y标记的微球是更新的方法，一项2期临床试验表明，^{90}Y标记的微球是安全有效的，特别是对于并发门静脉血栓的患者。虽然近期有三项研究已经重复出上述临床结果，但是由于缺乏比较^{90}Y标记微球、TACE及其他治疗方法的随机对照研究，这种昂贵的治疗方法在临床尚无法实施。

（4）其他治疗

抗雄激素、抗雌激素及生长抑素类似物曾经被提出，但是现在认为无效。

二、肝内胆管癌

肝内胆管癌（ICC）又称周围胆管癌，是仅次于HCC的第二常见的原发性肝癌。肿瘤来源于周围肝内胆管，这将其与来源于肝门部胆管的肿瘤及来源于胆总管的胆管上皮癌区分开来。

直到20世纪80年代末，研究人员仍然没有找到能够准确判断胆管来源的腺癌的免疫组织化学标志物，因此ICC常常被认为可能来源于未知的腺癌肝转移。目前通过免疫染色可以明确诊断，其表现为CK7阳性和CK20阴性（结直肠癌转移表现为CK7阴性和CK20阳性）。

ICC总体预后欠佳，有时不惜一切代价行手术切除是唯一的治疗选择。然而，最近一个特殊的临床分期系统的应用证明了化疗有效，并能显著提高治疗效果。

（一）危险因素

既往认为肝内胆管癌的危险因素包括慢性胆道炎症，如原发性硬化性胆管炎、慢性胆总管结石、肝内胆管结石、胆道寄生虫感染、先天性肝内胆管扩张和胆管囊肿。然而，大部分（≥95%）ICC患者找不到存在这些危险因素的证据。亚洲的部分地区除外，尤其是泰国的西北部，因为那里肝吸虫感染相当普遍。

目前出现了新的危险因素，包括慢性非酒精性肝病、HBV感染、HCV感染、糖尿病和代谢综合征。然而，和HCC不同的是，大部分ICC患者没有肝基础疾病的背景。从外科手术情况来看，75%的患者肝组织正常，16%的患者合并有慢性肝炎或肝纤维化，9%的患者存在肝硬化。

（二）分类与分期

日本肝癌研究小组提出根据对ICC的肉眼观察将其分为3种类型：肿块型，是目前为止最常见的类型（亚洲人种中占75%，在西方人群中该比例可能更高）；管周浸润型，该类肿瘤沿着胆管生长；腔内生长型，肿瘤在胆管腔内生长播散。然而，肿瘤可能是混合成分的，尤其多见的是肿块型与管周浸润型的混合。

以前ICC使用与HCC类似的分期系统。2010年起，美国癌症联合委员会应用了一种新的分期系统。T分期将肿瘤的数目（而不是肿瘤大小）及血管侵犯纳入其中（一旦出现血管侵犯即为T_2期）。原因是ICC早期诊断极为困难，在已经发表的外科学杂志中显示，肿瘤大小不能独立地影响其生存率。T_3期是指肿瘤突破脏腹膜或直接侵犯局部肝外结构，尽管这种情况相当少见。T分期旨在将管周浸润型ICC也考虑其中，一旦出现即为T_4期。然而，这种浸润类型的肿瘤在影像学上甚至在病理标本上也很难鉴别，目前无确切的诊断标准。淋巴结转移是影响生存率的一个重要因素，一旦出现，TNM分期即为Ⅲ期。ICC淋巴结转移发生率高，因此需常规行淋巴结清扫以保证分期准确。Ⅰ期患者的中位生存时间＞5年（但是这类患者非常少见），Ⅱ期为53个月，Ⅲ期为16个月。

（三）病理学和进展分析

在诊断浸润型胆管肿瘤时，出现以下两个不同的条件即可确定。一是非典型胆管上皮呈扁平样或微乳头状生长，这称为胆管发育不良或胆管上皮内瘤变。二是胆管内出现乳头样生长的新生物，表现为伴有显著的纤维血管核心和频繁出现黏蛋白过度表达的非典型胆管上皮呈乳头样生长。这些癌前病变主要是在肝内胆管结石患者中多见，并且在大胆管肿瘤如肝门部胆管肿瘤中比在小的中隔小叶间胆管如ICC中更常见。因此，这些发育不良的癌序列在肝门部胆管的病变比在周围胆管的病变更容易被观察到。这表明，ICC的起源可能是终末胆管，也可能是肝祖细胞。肝祖细胞是慢性肝病发生癌变的靶细胞群。

（四）临床表现和实验室检查

一般来说，ICC早期很长一段时间内临床表现不典型，导致其在明确诊断时处于进展期。一旦出现包括腹痛、全身乏力、盗汗、呕吐和体重下降等症状，往往已经无法行手术切除。

典型的ICC发病年龄多在55～75岁，男女发病率相同。肝功能检查是非特异性的，尽管肝酶升高（尤其是γ-谷氨酰转移酶）可能是部分患者早期唯一的发现。虽然ICC不包括起源于左右肝管汇合处及一级胆管的肿瘤，但是当肿瘤压迫或侵犯左右肝管汇合处时，仍有可能出现黄疸。

ICC缺乏敏感性和特异性的血清学标志物。15％的患者会出现CEA＞20 ng/mL，40％的患者会出现CA19-9＞300 U/mL，仅6％的患者会出现AFP＞200 ng/mL。

（五）诊断

ICC的主要鉴别诊断是肝其他的含有纤维成分的肿瘤，尤其是来源于结直肠的转移性肝癌。这两种肿瘤在影像学上很容易混淆，难以区分。诊断依靠肝组织活检，免疫组化显示其为胆道表型（CK7阳性，CK20阴性）。相反，结直肠癌肝转移免疫组化显示为CK7阴性，CK20阳性。

（六）治疗

外科手术切除是唯一有可能治愈的手段。和HCC不同，ICC目前不适合行肝移植。由于确诊时肿瘤往往处于进展期，加上其没有清晰的边缘，偶尔侵犯门静脉或肝静脉的主要分支，因此手术切除范围往往较大。为了获得完整切除，75％～80％的患者需行肝大部切除术，30％的患者需行肝尾状叶切除术，20％的患者需行胆总管切除术。这与术后死亡率有重要关系，ICC手术死亡率估计达6％，较结直肠癌肝转移行外科手术切除的死亡率高，几乎与HCC手术切除死亡率相同，尽管ICC患者一般不合并慢性基础肝病。

尽管术前已经进行了充分的影像学评估，以排除根治性手术的禁忌证，但是仍有很大的风险（20％～30％）。目前已开始提倡行分期腹腔镜手术，但是仍有很高的假阴性，因此术前就应告知患者存在这种可能。而且，行手术切除的患者有将近25％为R_1或R_2切除。R_2切除的生存率与非手术治疗患者的生存率相当，甚至更差。R_1切除的中位生存时间为12个月，3年生存率为0。

根据过去10年里已经发表的文献报道，ICC手术切除后1年、3年、5年的生存率分别为67％、38％和27％，很少有生存时间在5年以上的报道。对术后生存率影响最大的因素是淋巴结转移和R_1切除。管腔内生长型ICC较少见，但长期预后较好。管周浸润型ICC预后较肿块型差，因为其容易沿着格利森鞘播散，而且淋巴结转移率较高。

目前很少有证据证明在过去10年中这些指标有所改善。然而，最近有研究显示，对于不可切除的ICC患者行系统化疗可能有益，即辅助化疗和（或）新辅助化疗后增加了患者行手术治疗的机会。

对ICC的治疗引起了科学家们的极大兴趣。除手术治疗以外，其他治疗手段能否改善其预后还需要进一步评估。

第三节　胰腺癌

胰腺癌发病率仅占每年新发恶性肿瘤的3％，但肿瘤相关死亡率在西方国家中却位居第4位。胰腺癌起病隐匿，临床表现缺乏特异性，因此早期诊断困难，80％的胰腺癌患者在初诊时即已失去手术切除的机会。胰腺癌的总体5年生存率仅为6％左右，且在过去40年里无明显改善。近年来，术前影像学检查和分期手段的提高，以及免疫调节剂和单克隆抗体等辅助治疗的进步，为改善胰腺癌的治疗现状带来了一线希望。胰腺癌发病的分子基础方面也取得了一定的进展。鉴于其如此低的总体生存率，以及近年来媒体的高度关注，胰腺癌重新引起了人们的兴趣。

在胰腺癌中，95％为腺癌，来源于胰腺外分泌部，其病理类型几乎全部为导管腺癌，这也是本节的重点内容。

一、临床表现

大多数胰腺癌患者的临床表现轻微且缺乏特异性。因此，该病被诊断时往往已广泛播散，约80％的患者一经诊断即为不可切除的胰腺癌。

胰体尾部肿瘤的临床表现常出现较晚。疼痛是最常见的临床症状。13％的患者可表现为无痛性黄疸，34％的患者仅表现为疼痛，而同时表现出疼痛和黄疸的患者占46％。7％的患者表现为体重减轻和食欲下降。少数情况下，当肿瘤侵及胃或十二指肠时，可有呕血和黑便的表现。患者也可表现为晚发性糖尿病和急性胰腺炎。有限的几项研究开展了对无症状人群的筛查，仅有少量证据支持在人群中进行胰腺癌筛查。然而，不久的将来可能会制定针对高危人群的胰腺癌筛查方案。

不到25%的胰腺癌患者可表现出库瓦西耶征（无痛性黄疸患者上腹部可触及肿大胆囊）。黄疸可由原发肿瘤导致的胆道梗阻或者转移淋巴结压迫胆道系统造成。疼痛是更为常见的临床表现，比临床医师通常预期的发生率更高，其多为内脏传入神经受累，或肿瘤导致的局限性胰腺炎引起。初次诊断时即伴有疼痛常预示着胰腺癌已不可切除。体重减轻亦很常见，通常伴有早饱感、恶心或呕吐。呕吐症状可能与胃流出道梗阻有关。

Virchow淋巴结（与上消化道恶性肿瘤相关的左锁骨上淋巴结肿大）、游走性血栓性静脉炎（以Trousseau命名的非特异性副肿瘤综合征）和Sister Mary Joseph结节（通过镰状韧带转移到脐部的转移结节）是晚期肿瘤的特征。肝大见于65%的患者，提示肝转移可能。结节性板样肿块（直肠指检发现的直肠膀胱或直肠阴道旁肿块）很少出现，通常并不作为常规检查项目。

对提高胰腺癌诊断率最有帮助的方法是保持高度的警惕性。对那些仅有轻微上腹部不适症状和体重下降的患者，若内镜和初步影像学检查未发现异常，均应进一步详细检查除外胰腺癌。

二、检查

（一）血清学检查

血清肝功能检查通常对胰腺癌诊断帮助不大。轻度的正色素性贫血可能由隐性失血所致，有时也可表现为血小板增多。血清胆红素和碱性磷酸酶升高有助于确定梗阻性黄疸，患者合并有胰腺炎（约占5%）时可能出现血淀粉酶和脂肪酶升高。凝血酶原时间延长提示转移瘤导致肝功能不全。近20%的患者会表现出非特异性血糖升高，这可能与2型糖尿病患者胰腺癌的发病风险增高相关。营养不良的患者可有低白蛋白血症和低胆固醇血症。

（二）肿瘤标志物

目前尚没有理想的胰腺肿瘤标志物。CA19-9（0～37 U/mL）是组织中的涎化Lewis A型血型抗原表位，是应用最广泛的肿瘤标志物，对它的检测是基于一种针对结直肠肿瘤细胞系的单克隆抗体。CA19-9升高仅见于约50%的胰腺癌患者。在有症状的患者中，CA19-9的敏感性为81%～85%，特异性为81%～90%。然而，在没有临床症状的人群中，CA19-9的阳性预测值很低，不适合作为筛查手段。导致CA19-9假阳性升高的疾病包括胃癌、结直肠癌、胆管癌、尿路上皮癌等恶性肿瘤，以及胰腺炎、肝炎、甲状腺炎和胆管梗阻等良性疾病。此外，Lewis血型抗原阳性（A型和B型）的患者也可表现出CA19-9升高。CA19-9可用于评估肿瘤复发，其血清水平高于500 U/mL时提示肿瘤进展。对于正在接受初始放疗、化疗的局部进展期胰腺癌患者，血清CA19-9水平高于243 U/mL还预示着患者的中位生存时间更短。

另外几个肿瘤标志物的诊断价值目前仍在研究中，包括癌胚抗原、K-ras、P53、CA242、CA50、SPAN-1、DU-PAN2、CAM-17.1，以及一些黏蛋白（MUC1、MUC3、MUC4和MUC5AC）。这些标志物均被建议应用于胰腺肿瘤的诊断，尽管其敏感性尚不足以满足临床应用。CA242有希望成为胰腺肿瘤的独立预后因子。

三、诊断

（一）影像学检查

腹部超声检查是黄疸患者的初始检查项目，其对胆道结石的敏感性优于CT。与胰管扩张（>2 mm）一样，胆总管扩张（>7 mm；胆囊切除术患者>10 mm）也是胰腺肿瘤的一个间接征象。腹部超声可以发现胰腺原发癌灶、肝转移灶和腹水（如果存在）。对于直径>3 cm的病灶，腹部超声的敏感性约为95%；然而对于较小的病灶，其敏感性则大大降低。对腹部超声的最大争议在于检查结果依赖于超声医师，这是因为设备的不同和操作者的经验存在差异。彩色多普勒超声有助于判断门静脉或肠系膜上动静脉是否受侵。超声仍然是黄疸患者最初筛查时的首选影像学检查手段，但对此类患者有必要进一步行放射影像学检查，以检查胰腺是否存在肿瘤并评估其可切除性。

CT是应用最广泛的评估胰腺肿瘤分期的检查手段。传统CT检查已经被敏感性更高的动态薄层（1～3 mm）CT和多排三维重建技术取代。对>2 cm的病灶，其敏感性约为90%；而对较小的病灶，其敏感性则降至60%左右。CT可用于评估原发病灶，以及病灶与残余胰腺和胰周血管之间的关系，并做出可切除性评估。胰腺肿瘤常见的直接影像学表现为低密度的团块影，可伴有一些间接征象，如胰腺萎缩、腺体轮廓变形、胆总管和胰管扩张等。CT检查还有助于发现转移结节，并评估门静脉或肠系膜上动脉受累等情况。

在制定治疗方案时，MRI检查仍是其他影像学检查手段的有效辅助。T_1/T_2加权像结合MRCP有助于显示胰腺原发肿瘤及其与胆胰管、胰周血管之间的关系。在评价胰腺原发肿瘤方面，MRI/MRCP与CT的价值是相同的。

PET可显示肿瘤细胞摄取FDG的能力，其优势是结合了肿瘤的代谢活性和影像学特征。PET-CT扫描能够发现直径仅为7 mm的胰腺肿瘤，并可诊断出约40%的转移灶。目前，PET在评估肿瘤对治疗的反应方面的应用越来越普遍，并有助于判断预后。然而，FDG代谢依赖于血糖水平稳定在正常范围，因此单纯FDG-PET检查对胰腺疾病的诊断可能并不准确。将PET与CT联合应用，其敏感性达到92%，优于单纯PET或者CT检查。

ERCP主要用于评估导致梗阻的导管内病变，对某些病例还可解除胆道梗阻。在肿瘤诊断方面，MRCP已经取代ERCP成为首选。

EUS检查在胰腺肿瘤分期中的应用变得更加普遍。它能提供高质量图像，且在诊断小的胰腺病灶方面比CT更敏感。EUS还能准确判断肿瘤是否累及门静脉或脾静脉。在发现体积较小的壶腹周围病变方面，EUS与ERCP效果相似。EUS有助于鉴别一些与胰腺癌类似的良性疾病，如硬化性胰腺炎或非典型胆总管结石。对胰腺病灶，EUS还可引导FNA，能达到与CT引导下FNA相似的敏感性和特异性。EUS检查的主要缺点包括费用高、有侵袭性、依赖操作者的经验等。

（二）组织病理学检查

多排螺旋CT是目前用于胰腺肿瘤诊断和分期的主要影像学检查手段。在某些病例，手术切除前可以不必行组织病理学确诊。然而，对于选择行新辅助治疗的患者，治疗前必须在EUS/ERCP引导下行FNA检查或者行CT引导下经皮穿刺活检以获得组织病理学诊断。

四、经腹腔镜肿瘤分期技术

尽管非侵袭性检查技术取得了一定进步，但在特定情况下，经腹腔镜肿瘤分期和超声检查仍具有重要价值。腹腔镜探查可以在中转开腹手术前即刻进行，也可以与开腹手术分开，作为单独的肿瘤分期手段。

腹腔镜探查术对胰腺肿瘤分期的作用取决于各医院的操作流程，对其临床应用仍存在相当多的争论。腹腔镜探查术的目的是通过微创手段发现影像学检查难以检出的隐匿性转移灶，以避免非治疗性开腹手术。腹腔镜探查术使医师得以直接观察腹腔内脏器。研究显示，其对位于腹膜和肝结构表面的<3 mm的转移灶十分敏感。相对于动态薄层螺旋CT检查，腹腔镜探查术对肿瘤分期的准确率提高了20%。

反对经腹腔镜肿瘤分期检查的学者认为，由于相当一部分的胰腺癌患者需要行开腹短路手术，因此腹腔镜肿瘤分期检查仅适用于那些并不需要实施开腹短路手术的患者。一项单中心研究表明，需要接受后续姑息性手术治疗的患者不足5%。

腹腔镜探查时通常采用30°镜头寻找腹膜和肝的微小转移灶，经过系统检查肝表面，通常可以探查到除第7段外的全部肝。发现结节时，需对肝或腹膜结节进行活检及冰冻切片组织病理学检查，若证实为转移癌则终止手术。如果未发现转移灶，应进一步探查肝十二指肠韧带以排除癌结节。切开胃结肠韧带、打开小网膜囊以探查肿瘤，还可以对原发病灶取活检，约80%的患者可成功实施上述操作。在某些中心，还将十二指肠游离进行探查，但这对大多数患者来说并不是必要的。随着新辅助治疗效果的提高，与进展期直肠癌的降期治疗一样，腹腔镜探查手段对发现那些可能适合降期治疗的患者并进行新辅助治疗尤为重要。

经腹腔镜肿瘤分期检查时行腹膜细胞学检查可以提高肿瘤分期的准确性。在一项纳入连续150例胰腺癌患者的前瞻性研究中，有5%～10%的患者在行腹腔镜探查时意外发现了转移灶。细胞学结果阳性意味着肿瘤已属晚期，提示胰腺肿瘤不可切除且生存期缩短。随着放射影像学和内镜影像技术的不断进步，经腹腔镜肿瘤分期技术和LUS仍将作为备选方案，尤其适用于术前无确定性发现的病例。

五、治疗

胰腺癌的治疗方案应参照当前指南，由多学科综合治疗团队共同商讨决定。表3-1显示了美国癌症联合委员会的胰腺癌TNM分期。

表3-1 美国癌症联合委员会的胰腺癌TNM分期（2010年）

原发肿瘤（T）	区域淋巴结（N）	远处转移（M）
T_x：原发肿瘤无法评估	N_x：区域淋巴结无法评估	—
T_0：无原发肿瘤的证据	N_0：无区域淋巴结转移	M_0：无远处转移
T_{is}：原位癌 T_1：肿瘤局限于胰腺内，最大直径≤2 cm T_2：肿瘤局限于胰腺内，最大直径>2 cm	N_1：有区域淋巴结转移	M_1：转移至远处器官或非区域淋巴结（如腹主动脉/下腔静脉周围淋巴结）
T_3：肿瘤浸润至胰腺外，但未累及腹腔干或肠系膜上动脉	—	—
T_4：肿瘤累及腹腔干或肠系膜上动脉（原发灶不可切除）	—	—
0期：Tis，N_0，M_0	—	—
ⅠA期：T_1，N_0，M_0	—	—
ⅠB期：T_2，N_0，M_0	—	—
ⅡA期：T_3，N_0，M_0	—	—
ⅡB期：T_1，N_1，M_0/T_2，N_1，M_0或T_3，N_1，M_0	—	—
Ⅲ期：T_4，任何N，M_0	—	—
Ⅳ期：任何T，任何N，M_1	—	—

（一）手术

手术切除仍是唯一有望治愈胰腺癌的方式，然而选择合适的患者尤为关键。

如果胰腺癌患者合并黄疸，术前是否应行胆道减压治疗仍存在争议。有证据表明，黄疸会增加围手术期感染、术后胰瘘和伤口感染的风险。然而，最近的一项Meta分析对这些结论提出了质疑。笔者的经验是术前不必常规行胆道减压治疗，除非患者伴有胆管炎或出现其他高胆红素的继发症状。如果准备进行新辅助治疗，行放疗、化疗之前应行胆道支架置入术。如果患者出现凝血功能障碍，术前应给予维生素K治疗。

患者的选择评估至关重要，包括术前全面的心肺功能评估。胰腺癌根治性切除术后患者的中位生存期为11~23个月，5年生存率为10%~18%。

1. 胰十二指肠切除术

1912年，考什（Kausch）首次行胰十二指肠切除术。1935年，惠普尔（Whipple）将其普及。经典的Whipple手术（分二期手术）包括整块切除胰头、十二指肠、胆总管、远端胃及周围淋巴结。后来该术式逐渐演变为一期完成，依旧作为治疗胰头和胰颈部肿瘤的主要术式。

行胰十二指肠切除术时，应游离右半结肠以显露第三、第四段十二指肠，并做科赫尔切口，扪查胰头肿瘤并显露左肾静脉。清除腹主动脉、下腔静脉和门静脉周围的淋巴结，实现血管骨骼化。最终根据门静脉/肠系膜上静脉汇合部位是否广泛受累决定肿瘤的可切除性，如血管广泛受累则应终止手术。应牢记门静脉在必要时是可以做小范围切除重建的，因此门静脉受累并不一定表示肿瘤不可切除。术中应解剖肝门结构，清扫相应的淋巴结。切除胆囊以便高位结扎胆管，在胆囊管汇入部位近端切断胆管。由于术后感染性并发症常由肠道细菌引起，笔者的经验是术中常规抽取胆汁做细菌培养及药敏试验以指导抗生素使用。

沿胆总管向远端游离，纵行切开肝十二指肠韧带，注意辨认并保护肝总动脉和门静脉。结扎切断胃十二指肠动脉，同时注意不要损伤异位的肝右动脉。

经典Whipple手术需切除远端胃，这样做有利于同时切除胃大、小弯淋巴结，降低术后胃排空障碍的发生率。同时，由于减少了胃壁细胞数量，理论上降低了术后患胃炎的概率。于胃窦部横断胃及其附着的大网膜，处理系膜后横断近端空肠，将游离后的十二指肠和近端空肠经十二指肠悬韧带下方提至结肠上区。将钩突与肠系膜上血管分离，于胰颈部缝合4针（便于切缘动脉止血）并在其间横断胰腺。行腹膜后清扫使胰腺肿瘤及周围淋巴结得以整块切除并移除标本。一旦怀疑肿瘤是否彻底切净，应切取切缘组织行术中冰冻切片组织病理学检查。

消化道重建按照胰腺、胆道和胃肠吻合的顺序进行。胰瘘是术后最常见的并发症，发生率为10%~20%。

胰空肠吻合术和胰胃吻合术是应用最广泛的两种胰腺-消化道重建技术。研究显示，胰空肠吻合术后胰瘘的发生率略低，但与胰胃吻合术相比并无显著差异。两种吻合方式的手术策略并无不同，但胰空肠重建方式更受欢迎。

采用何种胰腺-消化道重建方式主要取决于术者的经验和习惯。笔者多采用胰腺-空肠黏膜-黏膜双层吻合，以相似的手法完成胆管空肠吻合（端-侧吻合），最后行胃空肠吻合。

术后并发症存在较大差异，大多为轻微并发症。大多数并发症可以通过保守治疗处理，或者在介入影像学引导下放置引流管。低于5%的并发症需行再次手术治疗。

2. 保留幽门的胰十二指肠切除术

1942年，沃森（Watson）首先描述了保留幽门的胰十二指肠切除术。目前很多中心推荐使用该术式。PPPD不仅保留幽门结构，还保留完整的神经血液供应以确保其功能完好，进而确保胃肠功能良好，减少营养不良、倾倒综合征和胆汁反流等术后并发症。经典的胰十二指肠切除术与PPPD的围手术期不良事件发生率相当，但PPPD具有手术时间短、术中输血少、手术死亡率低和长期存活率高的优点。反对PPPD的学者则认为该术式可能导致胃排空延迟发生率增加。

与传统手术相似，PPPD术中亦需将胃壁游离至传统手术拟切除部位，但应保留胃右动脉，在幽门远端至少2 cm处横断十二指肠。消化道重建可行十二指肠空肠吻合或者胃空肠吻合。

3. 扩大淋巴结清扫和血管切除

笔者认为，大多数胰腺癌病例进行手术治疗时均应行扩大淋巴结清扫术，范围包括腹主动脉/下腔静脉旁淋巴结。研究显示，大多数胰腺癌患者就诊时已存在超过腺体区域的淋巴结转移。石川（Ishikawa）等研究显示，扩大淋巴结清扫可以提高胰腺癌患者的中位生存期（但未改善长期存活率）。然而，目前除日本学者的研究结果外，还没有研究结果证实扩大淋巴结清扫可以带来生存获益。有人认为更大范围的根治性手术可能会增加术后并发症，但目前的研究结果并未证实扩大淋巴结清扫范围会增加术后并发症的发生率。在笔者的经验中，扩大淋巴结清扫常导致术后腹水增加。尽管目前对扩大淋巴结清扫仍存在争议，但笔者认为清扫胃左动脉旁、腹主动脉/下腔静脉周围淋巴结有助于提高肿瘤分期及判断预后的正确率，同时可以提高获得阴性切缘的概率。

扩大的联合血管切除术已被应用于治疗血管受累的特定胰腺癌患者。尽管面临更大的技术挑战，但近年来的研究显示，胰十二指肠切除术联合血管切除术取得了不错的临床效果。然而，联合血管切除术带来的生存获益仍有限，尚需进一步研究。

4. 胰体尾切除术

胰体尾切除术是胰体尾部肿瘤的治疗选择之一。术中需将胰腺颈部与门静脉分离，并松解结肠左曲。大多数胰腺导管腺癌患者需同时行脾切除术以到达整块清扫的目的，保留脾的胰体尾切除术一般仅限于良性或交界性肿瘤患者。接受胰体尾及脾切除术的患者可于术前预防接种针对有荚膜细菌的疫苗，例如流感嗜血杆菌b、脑膜炎球菌和肺炎球菌。

5. 腹腔镜胰腺切除术

腹腔镜胰腺切除术仍然是最具挑战性的腹腔镜手术之一，因此临床报道的病例数量仍较少。两个中心的研究均显示，腹腔镜下胰十二指肠切除术是安全、可行的，与开放手术效果相当。然而，腹腔镜胰体尾切除术仍是目前开展得最普遍的腹腔镜胰腺切除手术。与开放手术相比，腹腔镜胰体尾切除术保留脾的机会更大、手术时间长、出血较少、术后住院时间短。随着机器人辅助手术的进一步发展，微创胰十二指肠切除术的开展可能会更加普遍。

6. 全胰腺切除术

有学者认为，胰腺癌是一种多中心疾病，因此提倡全胰腺切除术。最初提出全胰腺切除术是为了避免术后胰漏风险，同时可切除剩余腺体中可能存在的检测不到的伴发病变。尽管全胰腺切除术可以安全实行，但是其带来的生存获益并不乐观，因此对该术式的指征仍存在质疑。

7. 胰腺中段切除术

胰腺中段切除术很少应用，因为其仅适用于少数情况。该手术曾用于治疗慢性胰腺炎和胰腺外伤，近来有学者提倡将其用于治疗胰颈部肿瘤。由于术后胰腺吻合口瘘的发生率极高，其应用存在较大争议。然而，胰腺中段切除最大限度地保留了胰腺的功能（包括内分泌功能和外分泌功能）。

（二）姑息性手术

1. 梗阻性黄疸

对大多数胰腺癌患者来说，胆道梗阻可以通过内镜下治疗彻底解决。然而，仍有某些患者需要进行姑息性手术治疗。胆囊空肠吻合术适用于那些胆囊管通畅且肿瘤距胆囊管超过1 cm的患者，否则可行胆管空肠吻合术，其效果与胆囊空肠吻合术相当。

2. 上消化道流出道梗阻

据报道，高达20%的胰腺癌患者存在胃十二指肠流出道梗阻。一旦患者出现黄疸，同时存在持续的恶心、呕吐症状时，主治医师应警惕存在上消化道梗阻的可能。如果通过开放手术来治疗胆道梗阻，应考虑同时行预防性十二指肠短路手术，有时也可考虑经腹腔镜行微创胃空肠吻合术。内镜下腔内支架置入术适用于预期寿命较短的患者，而对于预期寿命较长的患者，胃空肠吻合术是更好的选择。

（三）辅助治疗

目前，吉西他滨较5-氟尿嘧啶（5-FU）更受欢迎，因为二者效果相当，但吉西他滨安全性更高。胰腺癌患者能否从术后辅助放疗、化疗中获益仍不明确，不同临床试验研究得出的结论不一致。美国胃肠道肿瘤研究小组（GITSG）的研究结果显示，5-FU联合放疗能够改善胰腺癌患者预后，但其样本量小（$n=43$），使研究结果受到质疑。欧洲癌症研究与治疗组织（EORTC）的研究结果则显示，与观察组相比，术后辅助放疗、化疗组的胰腺癌患者并未获得生存获益。而约翰斯·霍普金斯医院与梅奥医学中心临床协作的研究结果表明，胰十二指肠切除术后行辅助放疗、化疗可以延长患者生存时间。

尽管辅助治疗发挥了一定作用，但胰腺癌的预后仍极差，亟待寻找更有效的治疗方法，同时应充分考虑辅助治疗的时机及制定更为个体化的治疗策略，进一步深入研究以探寻最佳治疗方案。

（四）新辅助治疗

近年来，许多中心支持将新辅助治疗应用于胰腺癌治疗。其理论优势包括应用化疗或放疗手段杀伤需氧旺盛的组织，达到早期治疗微转移灶的目的。新辅助治疗有助于发现肿瘤侵袭程度更高的患者，而这类患者不是手术治疗的理想人选。有学者认为，新辅助放疗、化疗可以降低术后胰漏风险，并使胰腺-消化道重建变得简单。反对者则认为，新辅助治疗延误了手术时间而可能导致肿瘤局部进展，然而这一观点很难被证实。近年来有研究表明，新辅助治疗应该用于那些"可能切除"的胰腺癌患者，以达到使肿瘤降期并获得手术切除机会的目的，已有证据显示新辅助治疗可以改善此类患者预后。

第四章　肠梗阻

第一节　结肠扭转

"扭转"（volvulus）一词来源于拉丁文"volvere"，意思是"扭曲、缠绕"。只要肠管足够长，扭转可以围绕一个固定点而发生在消化道的任何部位。结肠扭转一般发生在游离的、具有一个狭窄的固定的肠系膜根部的肠袢。肠系膜狭窄有可能是先天性的，也有可能是后天形成的，后者常常是肠系膜附近有手术后的瘢痕粘连造成的。最常发生结肠扭转的部位是乙状结肠和盲肠。发生结肠扭转的主要高危因素有慢性便秘、腹部手术史和巨结肠。

超过一半的结肠扭转患者的主要症状是急性腹部绞痛、明显的腹胀，以及停止排气、排便。一些就诊的患者可能没有疼痛的主诉，但可以发现与显著腹胀有关的明显变长的肠蠕动间歇；可能没有逐渐加重的便秘病史，但可以发现渐进性的机械性肠梗阻。呕吐在病变早期并不常见。当肠系膜血管扭转导致肠坏死的症状逐渐加重时，腹痛将成为伴随疾病发展的主要症状。也有些患者会发生复发性亚急性扭转，主要症状是轻微的腹痛，随着排出大量水样便和气体，症状可自行缓解。当患者出现结肠慢传输型便秘和巨结肠症状时，可以选择手术治疗。因为巨结肠患者肠扭转的复发率非常高，故治疗巨结肠时可选择性地行全结肠切除术。

儿童发生结肠扭转的情况非常少见，以男性居多，通常是复发性亚急性肠扭转，病死率较低，但发生肠坏死时病死率很高。发生结肠扭转的儿童很多都存在并发症和一些发育异常。

结肠扭转在妊娠妇女中的发病也受到了特殊关注。孕妇很少发生肠梗阻，45%是由乙状结肠扭转所致。目前公认的发病机制是增大的子宫抬高了乙状结肠和盲肠，使这两段游离的肠管超出了盆腔而更容易发生扭转。孕妇发生结肠扭转时病死率极高，主要是因为此时不能进行放射学检查而造成诊断延误。所以当孕妇出现便秘和腹痛的症状时，应该高度怀疑结肠扭转，从而采取更合理的治疗策略以保住孕妇和胎儿的生命。

一、乙状结肠扭转

（一）发病机制

乙状结肠扭转的发病机制尚不清楚。绝大多数患者年龄较大，且多伴有其他内科或精神疾病，慢性便秘也是重要因素。乙状结肠扭转与结肠冗长有关，也见于其他病变的患者，如Chagas病、帕金森病、瘫痪、缺血性肠炎、溃疡病等。乙状结肠扭转发病的地区差异目前主要考虑与当地饮食结构中的高纤维含量有关，高纤维饮食会导致乙状结肠冗长，从而诱发乙状结肠扭转。

行其他手术时改变乙状结肠位置，易引起乙状结肠扭转。例如直肠脱垂的患者，其乙状结肠非常冗长，如果没有切除，可能在冗长的乙状结肠的一端出现固定而发生乙状结肠扭转。

解剖学因素也与乙状结肠扭转相关，如乙状结肠袢长而游离，且输入输出袢很靠近，肠系膜基底狭窄，就容易发生扭转。一项关于乙状结肠系膜的解剖学研究提示，女性乙状结肠系膜的宽度＞长度，而男性刚好相反。这也部分解释了乙状结肠扭转患者中男性比例高于女性的原因。

还有学者考虑乙状结肠扭转可能是缺少副交感神经细胞而导致的巨结肠病的一种变异情况。一项相关研究发现，在乙状结肠扭转患者切除的肠管中，扩张肠管中肠系膜神经丛中副交感神经节的含量远小于未扩张肠管。而另一项研究对比了扭转乙状结肠和未扭转乙状结肠中的副交感神经节的含量，发现纠正了急性扩张后，两种肠管并不存在区别。这可能提示在不伴有巨结肠的乙状结肠扭转患者的扭转肠管中，并不存在副交感神经节缺失。乙状结肠扭转的方向大多是沿着肠系膜轴逆时针旋转。

（二）诊断

乙状结肠患者通常有典型的结肠梗阻表现，包括肠蠕动消失、无肛门排气、腹部绞痛、恶心和呕吐。只有当扭转度数超过180°时，才会出现临床上的肠梗阻症状。乙状结肠相比于其他肠段的肠管可以承受更大的管腔内压力，所以肠壁可以在扭转后几天内仍保持活力。而绞窄最后仍会发生，首先是静脉闭塞，其次是动脉闭塞、血栓形成，最后是肠坏死。由于结肠腔内压力迅速升高，肠坏死会在肠系膜血管出现急性绞窄性闭塞时迅速发生。

体格检查会发现腹胀，轻或中度压痛，除非发生肠坏死，否则一般无腹膜刺激症状，直肠指检示直肠空虚。拉文蒂兰（Ravventhiran）等将临床表现分为两组：典型表现和非典型表现。典型表现是急性或暴发性的，突然出现严重腹痛或早期呕吐是常见症状。非典型表现往往呈惰性表现，提示病情进展缓慢迁延，疼痛轻微，呕吐延迟。自发或治疗性扭转复位后如果复发，症状和体征会再次出现。

X线平片检查可见明显扩张的乙状结肠和近端结肠，而直肠内仅有少量气体。阿格雷兹（Agrez）和卡梅隆（Cameron）总结20例乙状结肠扭转患者的放射学检查结果发现，典型的表现是环状扩张的乙状结肠。而在40%的病例中，腹部X线检查并不能完全明确诊断，这种情况下行钡剂灌肠和CT扫描可以进一步明确诊断。

钡剂灌肠选择水溶性造影剂，检查见钡剂在扭转部位不能通过，可显示为"鸟嘴征"。如梗阻不完全或近期松解，可见肠狭窄，而近端肠扩张。

腹部CT扫描在结肠扭转的鉴别诊断中很有帮助。扭转的肠系膜和肠管在CT中表现为"回旋征"。

对于孕妇，诊断乙状结肠扭转更多依靠临床判断，结合内镜确认，或者由于病情恶化而进行手术探查时发现。内镜既可以是诊断手段，又可以是治疗手段。

（三）治疗

1. 非手术治疗

最初的处理取决于医师对肠血运障碍的判断。如无血运障碍，可尝试用直肠乙状结肠镜和插入肛管来复位，如扭转能够复位，气和粪便就会立即排出。肛管需要放置48小时，以免很快复发。电子乙状结肠镜也可以用于乙状结肠扭转的治疗，并能了解大范围的乙状结肠黏膜有无坏死。但是整个过程应该尽量减少操作，特别是减少空气入量以使扩张和水肿的肠道发生穿孔的风险降至最低。内镜必须保证到达梗阻的远端和近端肠腔，以彻底减少肠扭转。此外，还可以通过使用纤维塑料管道或钝头的导丝来放置腔内支架以预防早期复发。60%～80%的扭转复位可取得成功，成功后会表现为大量排便、排气，伴腹部压力减小。术后应再次复查腹部X线片以确认扭转解除，并排出腹腔内的游离气体。如果内镜下发现有肠坏死，应立即手术探查。如果患者有发热，或者扩张肠管局部压痛明显等高度怀疑为肠坏死的临床表现，禁止扭转复位。

虽然非手术治疗使患者避免了急诊手术，但是复发率较高。有学者报道，在149例成功复位的乙状结肠扭转患者中，复发率约为42%。因此，患者在扭转复位后，应经肠道准备择期行手术。

2. 手术治疗

如果非手术治疗不能使扭转复位，应考虑手术，手术方式依据是否有肠坏死而定。可能的方式包括切除吻合（全切或部分切除，同时做或不做近端的肠造口）、Hartmann术、切除外置、复位、复位加结肠固定、经皮结肠造口术及经皮内镜下乙状结肠固定术。对梗阻患者，居雷尔（Gurel）等采用术中灌肠，一期肠切除吻合的方式。

丹尼尔斯（Daniels）等选择性地利用经皮内镜肠造口术，对14例不适合做传统手术的患者成功进行了内镜复位。手术过程与经皮内镜下胃造口术（PEG）相似，使用局部麻醉加静脉镇静。没有患者死亡，但3例患者撤除管道后复发。戈登-韦克斯（Gordon-Weeks）等描述了一项腹腔镜辅助的内镜下乙状结肠固定术。他们在内镜下对扭转进行解压，然后在腹腔镜下松解了粘连并使乙状结肠贴近前腹壁。他们放置了两个经皮内镜下结肠造口管。这些管道使乙状结肠固定，然后于4周后取掉。

如果术中发现结肠失活，显然只能切除。同样，在发现结肠穿孔时，不论什么原因（憩室或肿瘤），都应行切除手术。手术目的主要是切除坏死组织，是否实施吻合、Hartmann术或其他术式由术者根据情况决定，可参考以下标准：血供良好、无或仅有轻微腹腔污染、营养状况尚可、不存在休克时，可以选择吻合术。

对于孕妇，增大的宫体是盆腔手术的主要挑战。因此，当乙状结肠未完全坏死时，术者更倾向于选择扭转反转或乙状结肠固定术，但很有可能再次发生扭转，需要再次手术。对于妊娠3个月以内的孕妇，如果肠黏膜是有活力的，是进行内镜下肠管扭转复位，还是推迟到妊娠4～6个月对胎儿影响很小时行确定性手术，仍存在争议。在妊娠的7～9个月，乙状结肠扭转只能进行保守治疗，以待胎儿成熟。一旦胎儿成熟，则要立即分娩并行Hartmann术治疗缺血的乙状结肠。

乙状结肠扭转患者急诊手术后的病死率和并发症发生率相比于择期手术或半择期手术要高得多。格罗斯曼（Grossmann）等关于乙状结肠扭转的研究提示，乙状结肠扭转患者行急诊手术后会有24%的病死率，而减压后行择期手术的患者病死率只有6%。该研究提示，病死率与急诊手术和肠坏死都有关系。莫里西（Morrissey）报道29例乙状结肠扭转患者的术后情况，扭转复发率达36%。当患者有其他正常肠管时，扭转复发率只有6%；而巨结肠患者的扭转复发率则为82%，巨结肠患者接受结肠次全切除术后无扭转复发。斯托姆（Storm）等跟踪报道了163例乙状结肠扭转患者中的129例治疗后30年的情况，指出乙状结肠切除术解决了扭转问题，巨结肠患者则应行结肠次全切除术以预防扭转复发。相比于肠切除手术，所有非切除手术都有很高的死亡率和复发率。奥伦（Oren）等在乙状结肠扭转的研究中报道了31例接受乙状结肠系膜固定术的患者，其扭转复发率高达16.1%。卡纳（Khanna）等的一项回顾性研究表明，只行结肠固定术的乙状结肠扭转患者的扭转复发率达38.5%。一项关于经皮内镜下结肠造口术的研究显示，29.6%的结肠造口管在位者无乙状结肠扭转复发。在整个研究组中，病死率高达26%，2例死于腹膜炎；并发症发生率也极高，77%的患者出现感染，导致44%的患者拔除导管。

根据现有研究报道的综合分析，对乙状结肠扭转的治疗更倾向于限制性的手术切除，是否一期吻合取决于患者的全身情况、是择期还是急诊手术，以及肠管是否有活性。扭转复位或乙状结肠固定术不是长久之计，当肠扭转伴有巨结肠时，且在患者可以耐受的情况下，应考虑行结肠次全切除术。

二、回肠乙状结肠扭转

（一）发病机制

回肠乙状结肠扭转是回肠缠绕过长的乙状结肠根部，导致出现闭袢性肠梗阻。目前，这种疾病的发病机制主要还是跟饮食结构有关。

（二）诊断

患者多因腹胀、恶心、呕吐及急性腹痛等急症情况就诊。相比于其他形式的扭转，这种扭转通常没有既往病史。患者通常表现为腹腔急症的休克状态，包括酸中毒、低血压及心动过速。特征性的影像学诊断表现为同时存在两段梗阻的肠管，乙状结肠被推向右侧，而小肠肠管则被扭转向左侧。

（三）治疗

当患者出现回肠乙状结肠扭转时，多需要行急诊手术。推荐的切除范围包括从单纯的双扭转复位到两段梗阻肠管切除。选择肠管切除是因为解开扭转的过程非常困难且耗时过长，有可能导致内毒素的全身释放，从而加重休克，增大腹腔内感染及肠穿孔的风险。抽吸梗阻部位肠管内的气体可以帮助扭转复位并降低穿孔的风险。单纯扭转复位仍有再发扭转的可能，故目前这种治疗存在争议。一些学者支持对所有病例均行乙状结肠切除。

小肠坏死几乎都会行一期小肠吻合，如果乙状结肠失去活力，Hartmann术曾是大多数外科医师的选择，而现在更多的医师倾向于一期吻合。所有外科治疗的病死率为30%～50%，如果不存在肠坏死，病死率则降低到10%～30%。症状的持续时间与病死率成反比。

三、盲肠扭转

（一）发病机制

盲肠扭转比乙状结肠扭转少见，占肠扭转的25%～30%，居结肠扭转的第二位。虽然两者可能同时存在，但形成盲肠扭转的主要因素是胚胎发育时壁腹膜未能与盲肠和升结肠融合。10%～20%的正常人会出现盲肠和升结肠异常游离。这就使盲肠易发生沿其肠轴的扭转，或向上折叠。如影响血运，则会导致肠坏死和穿孔。

盲肠扭转在年轻人中相对多见，女性与男性之比为1.4∶1。发生原因包括远端肠梗阻、腹胀、妊娠、以往腹部手术的粘连、先天性腹膜束带、剧烈呕吐、间歇性正压呼吸、肠系膜炎、便秘、远端梗阻性病变、结肠无力。

（二）诊断

腹痛是常见的主要症状，它可以是不太重的绞痛。常见的体征是不对称的腹胀，下腹部或右侧腹部包块。听诊有梗阻性肠鸣音。有些患者呈慢性表现，如间歇性腹痛或腹胀，常能自行松解。

放射学检查有特征性改变。盲肠和升结肠位于腹部其他位置，但最常见的是在上腹部和左上腹部。有时盲肠和升结肠斜向横跨腹腔。典型的X线表现有"咖啡豆征"及在梗阻部位以上可见黏膜皱襞。通常在梗阻远端不见气体，而在近端见多个气液面。钡剂灌肠可见因盲肠部位梗阻而显现的"鸟嘴征"。当出现器官轴向扭曲时，X线表现为左上腹部和中腹部结肠膨胀。CT扫描越来越普遍应用于没有明显腹痛及腹胀的患者，其诊断包括盲肠在腹腔内定位、"鸟嘴征"切断及肠系膜的回旋征。

（三）治疗

如同对乙状结肠扭转的治疗，结肠镜也成功地用于盲肠扭转的复位，但应该在发病早期应用，且操作不要持续太长时间，否则弊大于利。通过文献复习，马迪巴（Madiba）和汤姆森（Thomson）发现内镜解压通常难以实现。事实上，对盲肠扭转尝试通过内镜复位可能会使情况更糟，因为折叠点可能成为一个单向活瓣，从而使膨胀恶化，并使盲肠有穿孔风险。

对无肠坏死或穿孔的盲肠扭转患者，手术治疗的方法有复位（可同时切除阑尾）、盲肠固定术、盲肠造口（可同时行固定术）及切除。瑞安（Ryan）等建议另一术式——盲肠固定，同时经盲肠置入一根长管（Baker管）减压。理论上这能保证术后结肠减压，也可使盲肠固定线承受的压力降低，避免污染。如果出现肠坏死或穿孔，则必须手术切除。

单纯手术复位或同时切除阑尾的术式，复发率高，因此目前不提倡。对其他术式的效果进行评价是困难的，因为多数文献只提及死亡率和复发率，而未提及并发症的发生率。

四、横结肠扭转及结肠左曲扭转

（一）发病机制

横结肠扭转及结肠左曲扭转很少见，占整个肠扭转的10%以下。横结肠扭转的病因包括慢性便秘、既往腹部手术史、高纤维饮食、复发的远端肠梗阻。在横结肠扭转及结肠左曲扭转的患者中，腹部外科手术史较常见，慢性便秘也可能是发病的主要原因。

横结肠扭转及结肠左曲扭转的患者主要表现为肠梗阻的特征。与盲肠扭转和乙状结肠扭转一样，这些肠段的扭转可能呈急性或暴发性发病，也可能呈亚急性发病。急性发病组患者的肠管压力＜亚急性发病组的患者，但通常前者腹痛更加明显。亚急性发病组的患者通常有逐渐发生的轻度腹痛，但会有明显腹胀，这可能与结肠慢性伸展有关，呕吐不常见。

（二）诊断

腹部X线片通常很少能够直接诊断，而只是提示近端结肠扩张和远端结肠减压，以及两个气液平面，出现在右半结肠或右横结肠和左横结肠。更多情况下，因为X线片上横结肠的位置不会有太多变化，故横结肠扭转及结肠左曲扭转可能会被误诊为乙状结肠扭转。患者可能会进一步行结肠镜检查，这时通常看不到清楚的乙状结肠折点。此时可进行钡剂灌肠检查，可以在扭转处看到"鸟嘴征"。然而很多时候，由于患者病情急重，并不能按部就班地进行检查。

（三）治疗

目前已有内镜下减压成功治疗横结肠扭转及结肠左曲扭转的报道，然而，和盲肠扭转的情况一样，这种为了扭转复位而进行的减压治疗在操作上有时很困难，而且在操作过程中有可能进一步引发盲肠扩张、肠管内压力增高，进而导致肠系膜血管受压。基于其他部位的结肠扭转的内镜复位结果分析，减压后的复发风险可能较高。

手术方式包括切除肠管、结合或不结合结肠固定的扭转复位术。当发现肠坏死时，必须实施结肠切除术。很多研究者建议将横结肠切除或扩大右半结肠切除作为治疗横结肠扭转的标准术式。对于结肠左曲扭转，扭转后使得结肠左曲肠管相比于横结肠肠管更加扩张、冗长，因此学者建议结肠左曲扭转的患者应行更大范围的肠袢切除术，并施以回肠乙状结肠吻合术或回肠直肠吻合术。

第二节　晚期癌性肠梗阻

一、概述

恶性肠梗阻（MBO）是指原发性或转移性恶性肿瘤造成的肠道梗阻，确切定义应涵盖由胃肠道原发肿瘤、肠系膜或盆腔肿瘤及其复发转移瘤导致的完全或不完全肠道梗阻。由于梗阻部位及程度、是否伴复发转移、全身状况、是否合并基础疾病等差异甚大，且不同的肿瘤有不同的症状和可变的治疗反应，这些特点在癌性肠梗阻患者中表现得更为淋漓尽致。在治疗计划的制订上学科跨度较大，既要解除梗阻，又要兼顾肿瘤治疗，让患者最大获益，这考验着临床医师的肿瘤专科技能、知识储备、多学科协作及综合实力。而不可治愈的肿瘤患者往往希望从某项治疗措施中获得可观的收益甚至治愈的希望，两者形成巨大反差。迄今为止，林林总总研究数十年，结论仍然为：目前治疗无定规。本节主要针对无法接受常规手术治疗，或手术难以获益的晚期及终末期癌症合并MBO患者的诊断与治疗问题进行讨论。

（一）MBO的发病及病因

晚期原发性恶性肿瘤或转移性恶性肿瘤并发肠梗阻的发生率为5%～43%，常见原发性恶性肿瘤为卵巢癌、结直肠癌和胃癌。小肠梗阻（50%～61%）较大肠梗阻（33%～37%）常见，＞20%的MBO同时发生大肠和小肠梗阻。MBO的病因分为癌性和非癌性两类。癌症侵犯和播散是机械性肠梗阻的主要原因。非癌性病因所致的MBO占3%～48%，也是功能性肠梗阻的常见病因。引起MBO的非癌性病因包括手术或放疗后肠粘连、低钾血症、体弱衰竭所致的粪便嵌塞等。

（二）MBO 的病理生理变化

肠道内液体分泌和吸收平衡破坏是MBO的关键性病理生理变化。MBO可导致肠道扩张，水、电解质吸收障碍，肠液分泌进一步增加及肠道异常不协调蠕动。MBO一旦发生"扩张—分泌—运动"的恶性循环，将引发一系列严重的临床表现。

（三）临床表现及诊断

MBO大多缓慢发病，常为不全性肠梗阻。常见症状包括恶心、呕吐、腹痛、腹胀、排便排气消失等，其临床表现与肠梗阻部位及程度相关。MBO诊断要点包括以下5点。

（1）恶性肿瘤病史。

（2）既往未行或曾行腹部手术、放疗或腹腔内灌注药物治疗。

（3）间歇性腹痛、腹胀、恶心、呕吐等，伴或不伴肛门排气或排便。

（4）腹部体检可见肠形、腹部压痛、肠鸣音亢进或消失。

（5）腹部CT或腹部X线检查可见肠腔明显扩张和多个液平面。腹部X线检查是诊断肠梗阻常用的检查方法。有条件的情况下，推荐腹部CT扫描作为肠梗阻影像学诊断的首选方法。

二、治疗

（一）治疗总则

1. 治疗目标

改善生活质量。

2. 治疗原则

个体化姑息治疗。应该根据患者疾病的阶段、预后、进一步接受抗肿瘤治疗的可能性、全身状况及患者意愿，制定治疗方案。

3. 治疗方法

手术治疗、药物治疗和其他姑息治疗。

（二）手术治疗

MBO手术治疗的指征、方法选择等并无定论，存在高度的经验性和选择性。手术治疗仍然是MBO主要的治疗方法之一，但应严格掌握手术指征。手术治疗仅适用于机械性梗阻和（或）肿瘤局限、单一部位梗阻，并且有可能对进一步化疗及抗肿瘤治疗获益的患者。对于经过选择的适合的患者，手术可以达到最佳的缓解症状、提高生活质量和延长生存时间的目的。佐特穆德（Zoetmulder）等的研究显示，在手术治疗受益的患者中，手术治疗的无梗阻生存时间略优于药物治疗。但是，对于一些不适合进行手术治疗的MBO患者，手术不但没有治疗作用，反而会给患者带来额外的痛苦和负担，患者应该选择其他治疗方法控制症状。研究显示，手术治疗的症状缓解率为42%～85%，并发症发生率为9%～90%，死亡率为9%～40%，复发率为10%～50%。

1. 目的

主要目的是缓解患者的症状，改善患者的生活质量；次要目的是延长患者生存时间。

2. 效果评价指标

症状（包括恶心、呕吐、疼痛等）缓解的程度；生活质量，包括能够经口进食、能够接受固体食物、肠道功能恢复程度、术后肠梗阻持续缓解＞60天等；生存时间，多数学者认为，术后生存时间＞60天可以作为姑息手术治疗有效的标志之一。

3. 适应证

由粘连引起的机械性梗阻；由局限肿瘤造成的单一部位梗阻；患者对进一步化疗可能会有较好疗效（化疗敏感者）。

4. 绝对禁忌证

近期开腹手术证实无法进一步手术；既往腹部手术显示肿瘤弥漫性转移；累及胃近端；影像学检查证实腹腔内广泛转移，并且造影发现严重的胃运动功能障碍；触及弥漫性腹腔内肿物；大量腹水，引流后复发。

5. 相对禁忌证

有腹腔外转移产生难以控制的症状（如呼吸困难）；腹腔外疾病（如广泛转移、胸腔积液）；一般情况差；营养状态较差（如体重明显下降/恶病质，明显低蛋白血症）；高龄；既往腹腔或盆腔放疗。

6. 可选择的手术方案

松解粘连；肠段切除；肠段吻合；肠造口。

（三）药物治疗

1. 治疗目标

不使用减压装置或在使用胃肠减压装置的同时，控制恶心、呕吐、腹痛和腹胀等症状。

2. 药物种类

镇痛药（主要为阿片类镇痛药）、镇吐药、激素类药及抗分泌药。

3. 用药要点

药物治疗的剂量和给药途径需个体化。大多数MBO患者不能口服给药，静脉给药最好经中心静脉置管给药，可选择皮下注射、经直肠或舌下途径给药。

4. 镇痛药

（1）阿片类药

阿片类药是控制MBO腹痛最有效的药物，对持续性疼痛和绞痛均有效。

药物及应用：可根据病情选择吗啡、芬太尼等强阿片类镇痛药。对于无法口服给药的患者，首选芬太尼透皮贴剂，或吗啡皮下、肌内或静脉注射。哌替啶因镇痛作用时间短，其代谢产物易产生严重不良反应，故不推荐使用。阿片类镇痛药的临床用药应遵循WHO癌症疼痛三阶梯治疗指南，规范化、个体化用药。采用强阿片类药物治疗时，应该重视个体化滴定用药剂量，防止患者出现恶心、呕吐、便秘等药物不良反应。此外，对于未明确病因的肠梗阻患者，应注意使用阿片类药物可能影响病情观察和手术决策。

（2）抗胆碱药

抗胆碱药可缓解胃肠道平滑肌痉挛和抑制蠕动。

药物及应用：抗胆碱类药物包括氢溴酸东莨菪碱、山莨菪碱等。抗胆碱类药物可用于阿片类药物单药控制不佳的腹部绞痛。抗胆碱类药物不能透过血脑屏障，因此中枢性不良反应（如失眠和欣快）较阿片类药物低。

5. 镇吐药

（1）促动力药

促动力药可加强胃和上部肠道的运动，促进胃蠕动和排空，提高肠内容物的通过率，同时也具有中枢性镇吐作用。

药物及应用：药物为甲氧氯普胺（胃复安），适用于肠梗阻早期、不完全性梗阻。由于促动力药可能会引发腹部绞痛，故不推荐用于完全性机械性肠梗阻。

（2）中枢镇吐药

中枢镇吐药通过作用于与呕吐反应相关的中枢化学感受器，达到中枢性镇吐作用。

药物及应用：根据病情选择神经安定类药物，如氟哌啶醇、氯丙嗪和丙氯拉嗪等；或抗组胺药，如茶苯海明、塞克利嗪。

6. 激素类药

地塞米松常作为止痛或止吐治疗的辅助用药。但由于应用糖皮质激素类药物存在不良反应的风险，因此MBO治疗使用激素类药时需要权衡其利弊。

7. 生长抑素类似物

生长抑素类似物可以抑制胰腺、胃肠道的内分泌和外分泌，抑制多种胃肠道激素释放，从而调节胃肠道功能，降低肠道运动，减少胆道分泌，降低内脏血流，增加肠壁对水和电解质的吸收，从而有效控制MBO的恶心、呕吐症状。在早期MBO患者中，生长抑素类似物还可能通过抑制MBO病理生理过程中的"扩张—分泌—运动"恶性循环，逆转MBO。

8. 药物及应用

奥曲肽及长效奥曲肽。奥曲肽可以有效控制MBO的恶心、呕吐症状，其作用优于抗胆碱药物。在MBO早期，奥曲肽与促胃肠动力药物联合使用，可能逆转MBO恶性进展。奥曲肽与促胃肠动力药、中枢镇吐药等药物联合应用安全有效。国外大量研究证实，与传统抗胆碱药物相比，奥曲肽能更好地控制恶心、呕吐症状，减少胃肠道分泌量。对于丁溴东莨菪碱治疗失败的高位小肠梗阻，奥曲肽仍然有效。同时早期联合甲氧氯普胺、地塞米松，不仅可缓解症状，而且可协同促进肠运动功能的快速恢复，逆转肠梗阻。长效奥曲肽为奥曲肽的第二代剂型。长效奥曲肽单次肌内注射，每月1次。应用长效奥曲肽后，血浆中的药物浓度持续稳定，克服了奥曲肽作用时间短、必须每日注射、注射间期药物浓度波动的缺点。长效奥曲肽可以更有效地持续控制MBO症状，增强了患者用药的依从性。有学者研究证实，奥曲肽短期治疗有效的MBO患者换用长效奥曲肽，可以安全有效地维持症状的持续缓解。长效奥曲肽推荐用于奥曲肽治疗有效、预期生存期>1个月的MBO患者。

（四）其他治疗

1. 补液

补液适用于存在脱水症状的MBO患者。MBO患者的口干、口渴症状有时可能与静脉输入或口服补液量无关。口腔护理和反复吸吮冰块、液体，或涂唇膏等措施，可能减轻口干、口渴症状。

（1）补液方法

静脉或皮下输液。长期应用静脉补液的方法会给患者带来不适和不便，因此长期静脉补液仅适合有中心静脉置管的患者。与静脉输液相比，皮下输液具有方便、安全、有效和费用相对低廉的优点，可以在家中应用，是无中心静脉置管患者的可靠选择。

（2）补液量

必须注意权衡补液疗效和补液可能导致的不良反应。研究显示，每天肠外补液量>1 L者，可显著减轻恶心症状。但是补液过多可能导致胃肠道分泌量增加，一般每日补液量在1000~1500 mL。

（3）补液成分

5%葡萄糖溶液、0.9%氯化钠溶液均为常用补液制剂。高张溶液可提高血浆渗透压，促进利尿，并影响肾素-血管紧张素-醛固酮系统，可以选择性使用高张溶液抑制体液潴留的恶性循环。经皮下输液补钾需要密切监测。有文献报道，轻度低钾患者经皮下输液方式补钾，其氯化钾浓度范围为10~40 mmol/L。经皮下输液补钾的安全性数据尚不充足。

2. 肠外营养（PN）

PN的主要目的是维持或者恢复患者的营养，纠正或预防与营养不良相关的症状。PN在MBO治疗中的作用存在争议。PN虽然可延长患者的生存时间，但可导致并发症，延长不必要的住院时间。PN不应作为MBO患者的常规治疗，应选择性用于某些MBO患者（肿瘤生长缓慢、可能因为饥饿而非肿瘤扩散而死亡的患者）。科扎格利奥（Cozzagliao）等的研究结果显示，PN适用于卡诺夫斯凯计分（KPS）>50%，而且预期生存时间>2个月的MBO患者。

3. 自张性金属支架

自张性金属支架应选择性用于十二指肠或直肠梗阻的患者，禁用于多部位肠梗阻和腹腔病变广泛的患者。该治疗方式费用高，在MBO治疗中的应用价值存在较大争议，因此应根据患者个体情况谨慎选用。多项临床研究结果显示，自张性金属支架可以使梗阻的肠腔再通，患者术后可能进食少量的食物。自张性金属支架的常见并发症包括局部疼痛、肠出血和肠穿孔。

4. 鼻胃管引流（NGT）

NGT仅推荐用于需要暂时减少胃潴留的MBO患者。长期采用NGT仅限于药物治疗不能缓解症状而又不适合行胃造口手术的患者。NGT可产生严重的、明显的不适感，引起鼻咽部刺激、鼻软骨腐蚀、出血或引流管自发性脱出等并发症。

5. 胃造口

胃造口适用于药物治疗无法缓解呕吐症状的MBO患者，慎用于既往多次腹部手术、肿瘤广泛转移、合并感染的患者，慎用于门静脉高压症、大量腹水及有出血风险的患者。胃造口方法包括手术胃造口和经皮内镜下胃造口。PEG创伤小，是首选的胃造口方法。83%～93%胃造口患者的恶心、呕吐症状可能明显缓解。胃造口及间歇减压后，还可允许患者少量进食，让患者"恢复"胃肠道的积极功能状态，从而避免采用NGT，以减少患者的身心痛苦。

第三节　肠系膜血管血栓性肠梗阻

肠系膜血管血栓性肠梗阻是由肠系膜血管阻塞导致相应肠管缺血，继而发生肠麻痹与肠坏死。随着人口老龄化、心脏疾患及动脉硬化等疾病增多，该病发病率呈上升趋势，约占住院患者的0.1%，病死率可在40%以上。肠系膜血管血栓性肠梗阻常见于肠系膜动脉栓塞，约占急性肠系膜血管缺血性疾病的50%。栓塞主要为心源性栓塞和血管源性栓塞两种。肠系膜动脉栓塞累及血管以肠系膜上动脉为多见。

肠系膜动脉血栓形成多见于动脉硬化的患者，约占急性肠系膜血管缺血性疾病的20%。肠系膜静脉血栓形成约占整个肠缺血性疾病的20%，原发性肠系膜静脉血栓与先天性凝血障碍有关，常见病因有抗凝血酶Ⅲ、蛋白C及蛋白S的缺乏等。继发性肠系膜静脉血栓多见于门静脉高压致血流淤滞、腹腔感染、腹部外伤或手术造成血管损伤、血液高凝状态及真性红细胞增多症等。临床上90%的患者存在高凝状态，这对于诊断十分有益。

一、急性肠系膜上动脉栓塞

（一）病因与病理

1. 栓塞

引起栓塞的90%以上的栓子来源于心脏，主要为风湿性心脏病及慢性心房纤颤的左心房、急性心肌梗死后的左心室，或陈旧性心肌梗死后的附壁血栓、心内膜炎、瓣膜疾病或心瓣膜置换术后。肠系膜上动脉从腹主动脉呈锐角分出，几乎与主动脉平行，因而栓子易进入肠系膜上动脉。栓子可堵塞肠系膜上动脉的主干，但更多见的是栓子堵塞肠系膜上动脉主要分支处的主干，如结肠中动脉。

2. 血栓形成

急性肠系膜上动脉血栓形成大多发生于原有动脉粥样硬化病变的部位，病变部位多有动脉粥样硬化斑块形成或狭窄等，在某些诱因（如充血性心力衰竭、心肌梗死、脱水等）存在时，局部就可形成血栓。血栓所致的肠缺血程度取决于血栓形成的位置及侧支开放的程度。主干的血栓形成，通常导致整个小肠及升结肠的坏死，缓慢形成的动脉粥样硬化斑块或狭窄通常有足够的时间建立侧支循环，当发生急性血栓时，肠管存活的机会较大。急性肠系膜上动脉血栓形成所致的急性肠缺血的预后比肠系膜上动脉栓塞的预后差，前者很少存活，因为动脉栓塞的栓子多停留于肠系膜上动脉分出的结肠中动脉以远的部位，部分侧支血可以从结肠中动脉和空肠动脉分支进入远侧；而血栓引起的闭塞常发生于结肠中动脉近侧的主干，病变广泛且进展迅速。

（二）临床表现

无论是栓塞还是血栓引起的急性肠系膜缺血，其临床表现是相似的。急性肠系膜上动脉栓塞的典型表现是症状与体征分离。腹痛、恶心、呕吐、腹泻及便血是肠系膜血管血栓性肠梗阻的常见症状。

对于肠系膜上动脉栓塞来说，病初突发上腹或脐周持续性剧烈绞痛是其最突出的表现。腹痛常呈阵发性加剧且一般镇痛剂不能缓解。初期常有频繁恶心、呕吐、腹泻等胃肠排空表现。此时腹部多无固定压痛与腹肌紧张，肠鸣音正常或稍亢进，这种腹痛剧烈而腹部体征轻微的现象即所谓"症状与体征分离"，易被误诊为其他疾病而未予以重视。伯根（Bergan）等将临床上出现的剧烈而没有相应体征的上腹和脐周疼痛、器质性和并发房颤的心脏和动脉硬化病史、胃肠道异常排空表现（包括肠鸣音亢进、恶心、呕吐、腹泻等）称为急性肠系膜栓塞三联征（Bergan三联征），这也是早期诊断急性肠系膜上动脉栓塞的主要依据。

病变进一步发展，患者可出现呕吐暗红色血性液或排血便的情况，同时常伴有发热、脉搏细弱等全身感染中毒症状。当肠管坏死后，临床上可表现为明显的腹胀及典型的腹膜刺激征，重者可迅速发展为休克。肠系膜上动脉血栓形成的患者常先有慢性肠系膜上动脉缺血的表现，如饱食后腹痛、慢性腹泻等症状，但在急性发病时往往与动脉栓塞症状相似。

（三）诊断

本病的诊断主要依据病史（如既往有无心脏病、心瓣膜病、心脏手术史等）、临床表现和辅助检查。

本病出现肠道缺血性坏死时，腹腔及肠腔可出现大量积液，腹腔穿刺可抽出血性液体，腹部X线片可见腹部密度增高。当急腹症患者痛苦的表情和剧烈的腹痛程度超过腹部体征表现时，尤其是伴有心脏病者，应高度怀疑本病可能，及时行腹部彩色超声血管检查及腹部CT检查可确诊本病。

（四）治疗

急性肠系膜上动脉栓塞的基本治疗是早期手术，在肠管坏死之前进行手术疗效较好。20世纪50年代之前，急性肠系膜缺血患者唯一可行的手术是肠切除。1957年，肖（Show）和拉特里奇（Rutledge）首先报道行肠系膜上动脉切开取栓术治疗本病，随后肖还对1例患者实施肠系膜上动脉内膜剥脱术。此后，国内外均有肠系膜血管急性阻塞的手术治疗报道，但多数仍是肠切除术，施行血管取栓及重建手术的仅为少数。而在肠坏死之前，相当一部分患者实施血管取栓或重建手术可取得良好的疗效。

小肠缺血的范围和程度难以用剖腹之外的体检及实验室检查来确定，虽然介入溶栓治疗可部分恢复缺血小肠的动脉血供，且已有一些单独介入治疗成功的病例，但多数患者就诊时已出现明显的肠坏死，大部分患者（包括部分介入溶栓治疗后小肠血供恢复的病例）仍需要剖腹探查。

1. 肠系膜上动脉栓塞的手术时机

急性肠系膜上动脉栓塞患者非手术治疗痊愈的可能性几乎为零，故患者一旦确诊或高度怀疑本病时，则应积极进行手术探查。肠系膜上动脉栓塞的治疗原则是迅速去除血管内的栓子，恢复肠系膜上动脉的血液灌注，并切除坏死肠管，如经肠系膜上动脉灌注罂粟碱扩张血管及灌注尿激酶溶栓等。其中溶栓治疗适用于腹痛发病8小时以内且无腹膜刺激征者，可避免肠管的切除或缩小坏死的范围，但溶栓治疗仍存在观察困难、易错失最佳手术时机的风险。

2. 术中应先取栓还是先切除坏死肠管

多数患者行剖腹探查时已有部分肠管坏死，但是坏死范围难以明确。部分缺血肠管似无活力，但一旦血供恢复，其仍然可以恢复活力。因此在手术恢复肠系膜血供之前，不宜先切除坏死肠管，宜先行取栓，即使患者已发生肠坏死也应先行取栓术，开腹迅速探查肠管后，即应检查肠系膜上动脉，尽快恢复动脉血流，取栓成功后重新评估受累的肠段生机，根据缺血肠管的血运恢复情况再确定肠管的实际切除范围。

3. 手术方式的选择

经肠系膜上动脉切开用Forgarty球囊导管取栓是主要的手术方法，如患者有较严重的动脉粥样硬化、管腔狭窄，应同时行动脉内膜切除术和血管成形术。手术取栓后小肠血供不理想时，说明近端动脉有阻塞性病变，可行动脉搭桥旁路，防止肠供血不足或血管腔内压力过低再次形成血栓。常用术式有肠系膜上动脉-右髂总动脉侧侧吻合、肠系膜上动脉-腹主动脉侧侧吻合及肠系膜上动脉-腹主动脉搭桥术。

4. 肠管活力的判断

术中肠管活力的判断有时甚为困难，尤其是肠管淤血、水肿、色泽暗红、边缘动脉搏动不明显时，术者往往犹豫不决。肠管切除范围不足后果严重，切除范围过大则会导致短肠综合征。对于肠管颜色暗红、尚有弹性者，经过热敷后颜色有好转，表明肠管活性尚存。肠管呈紫黑色，边缘动脉无搏动，肠管塌陷无弹性，蠕动消失，说明肠袢已坏死，此时肠切除是唯一有效的方法。切除时须将已有栓塞的系膜一并切除。切除范围不足可致术后肠管再次坏死，发生吻合口瘘。若剩余小肠长度>2 m，可适当放宽肠切除的范围。部分点片状坏死的肠管，可间断缝合正常浆肌层，将坏死部位翻入肠腔。如剩余肠道长度不足，则应严格限制切除范围。对于不能完全肯定肠管是否仍有活力者，可先保留肠管24～36小时，之后进行二次探查手术或腹腔镜探查。

二、肠系膜上静脉血栓形成

（一）病因与病理

经典的静脉血栓形成的三大原因是1946年由斐尔科（Virchow）提出的血流滞缓、静脉壁结构改变和血液成分变化。肠系膜上静脉血栓形成的易感因素有以下3种。

1. 血液成分的改变

真性红细胞增多症、抗凝血酶Ⅲ不足、口服避孕药等。

2. 创伤性因素

腹部的手术、创伤，门静脉高压症，脾切除术等。

3. 腹腔炎症

阑尾炎、腹盆腔脓肿、脓毒血症、游走性静脉炎等。

静脉血栓形成后，受累肠管的静脉回流受阻、肠壁发黑、充血水肿，浆膜下出现点片状淤血，肠壁及肠系膜水肿增厚，肠腔及腹腔可有血性液体渗出。大量的液体渗出可使血容量急剧下降，患者可出现低血容量性休克，尸检研究发现，约50%的急性肠系膜上静脉血栓形成患者是在肠坏死之前死亡的。当急性血栓范围广泛，肠系膜上静脉主干分支，尤其是肠血管弓及直小血管均受累时，肠壁出现明显淤血，使动脉血供受阻，肠管出现大段坏死。

（二）临床表现

肠系膜上静脉血栓形成急性起病者的临床表现与急性肠系膜上动脉栓塞患者

的临床表现相似，累及广泛者将迅速引发引流范围内肠管严重淤血和肠系膜上动脉血供障碍，导致小肠广泛坏死。

急性肠系膜上静脉血栓形成患者多有一般急腹症的临床表现，以腹痛为主，常为持续性腹痛，可伴有恶心、呕吐、腹胀、腹部压痛、反跳痛、肠鸣音减弱或消失、体温升高等症状。肠坏死时患者出现严重腹膜炎表现，如全腹肌紧张、压痛、反跳痛，部分患者可出现休克表现。部分患者发病呈慢性经过，表现为慢性腹痛、恶心、呕吐，间断腹胀、腹泻，体检时脐周及上腹压痛。病程经过1～3个月，在侧支循环形成后，临床症状可逐渐缓解，但同时可导致门静脉高压症，出现食管-胃底静脉曲张或脾肿大、脾功能亢进等。

（三）诊断

肠系膜上静脉血栓形成的诊断较困难，往往在出现肠梗阻、腹膜刺激征，或出现血性腹水、血便时才考虑本病。部分病例通过剖腹探查才能够确诊。选择性肠系膜上动脉造影费时，且静脉相影像显示不清，造影剂也有加重血栓之虞。经皮经肝或经颈静脉经肝穿刺门静脉、肠系膜静脉造影可清晰显示血栓栓塞状态和血液引流情况，但此方法创伤较大，目前在临床上不作为常规诊断方法。

彩色超声检查及增强CT扫描对确诊本病有很高价值。彩色超声影像表现为肠系膜上静脉腔内不流动的低密度声像，并显示肠壁及肠系膜增厚、腹腔内渗出等，但由于肠道气体干扰，彩超对本病的诊断敏感度不如增强CT扫描，彩超检查对彩超医师的个人技术及经验有明显的依赖。典型的CT表现为血栓静脉直径增大，腔内见无增强的低密度血栓影，有时在肠系膜上静脉血栓形成时，多支静脉的血栓较常见。如果CT显示肠壁增厚和腹水，常表示肠系膜上静脉血栓引起梗阻，严重时有可能出现肠坏死，应考虑剖腹探查手术，而无明显腹水者可考虑非手术治疗；如果CT显示门静脉、肠系膜上静脉系统积气，强烈提示肠坏死。

磁共振血管造影对本病有较大帮助，本方法无创，具有很好的应用前景。

（四）治疗

1. 以保守治疗和介入治疗为主

与以往的认识不同，肠系膜上静脉血栓形成患者不是都需要进行手术探查的，抗凝治疗是目前首选的治疗方案。早期积极的抗凝治疗可防止血栓的进一步蔓延，促进侧支循环的开放和建立，有效降低肠道缺血和坏死的概率。全身静脉溶栓已被证实对肠系膜上静脉血栓形成无任何临床实际意义，反而会增加出血的风险，目前已被列为禁忌。介入治疗包括将导管放置于肠系膜动脉局部灌注药物治疗，经皮经肝穿刺门静脉、肠系膜静脉溶栓治疗和经颈静脉经肝穿刺门静脉溶栓治疗，等等。采用经皮经肝穿刺门静脉插管的方法溶栓的临床应用时间较长，但腹水、凝血功能低下者发生出血的风险较高。

2. 手术治疗

手术时机及术中肠切除与取栓的先后顺序：如在保守治疗过程中，患者病情加重，出现腹膜炎征兆，往往提示存在肠道缺血性坏死，则应立即行手术探查，切除坏死肠管并应用Forgarty球囊导管清除肠系膜上静脉主干和门静脉内的血栓。应先切除坏死的肠管，后行肠系膜上静脉取栓。肠管坏死会导致大量的毒性代谢产物潴留，一旦肠系膜上静脉恢复血流，可引起大量的代谢毒素回吸收入血液，从而发生严重的中毒反应甚至中毒性休克或多器官功能衰竭，这样即使手术切除了坏死的肠管，但由于手术操作顺序错误，也难以挽救患者的生命。

3. 注重术后长期抗凝

肠系膜上静脉血栓形成并非静止的疾病，手术后仍有可能进一步形成血栓，所以术后维持抗凝治疗十分重要。一般无诱发因素引起者术后需抗凝3个月，继发性引起者术后需抗凝6个月，有些患者甚至需要终身抗凝。

第四节　绞窄性肠梗阻

急性肠梗阻是外科常见的急腹症之一，可分为单纯性肠梗阻和绞窄性肠梗阻两种类型，目前其病死率仍高达5%～10%。急性肠坏死是急性肠梗阻的严重阶段，尤以绞窄性肠梗阻引起肠坏死最多，当肠梗阻并发肠绞窄时，其病死率可上升至6.6%～20%。

一、病因

绞窄性肠梗阻就是在肠腔梗阻时合并肠管血液循环障碍，即缺血性肠梗阻、嵌顿疝、腹内疝、肠扭转、肠套叠往往合并有血管受压，都属于绞窄性肠梗阻。当发生绞窄性肠梗阻时，临床上都是静脉回流障碍先于动脉阻断，所以动脉血仍不断流向肠壁、肠腔，出现只进不出的现象，导致发生肠穿孔、肠坏死，最终出现感染和低血容量性休克。因此，绞窄性肠梗阻如没有及时手术，将发生肠坏死和肠穿孔，从而引发严重的腹腔感染和全身中毒，导致患者死亡。

二、临床表现和诊断

（一）临床表现

（1）发病急剧，疼痛严重或阵发性疼痛转为明显持续性疼痛。

（2）病情进展迅速，早期可出现休克，抗休克治疗后改善不明显，体温上升，脉搏加快，白细胞计数增高。

（3）有明显腹膜刺激征。

（4）呕吐物或肛门排出物为血性，或腹腔穿刺物为血性液体。

（5）不对称性腹胀或有明显压痛的肿块。

（6）保守治疗无好转。

（7）X线或者全腹部CT检查见孤立、突出、胀大的肠袢，不随时间改变位置，或肠间隙增宽，提示有腹水。

绞窄性肠梗阻的早期诊断除上述特征外还需注意以下问题。

第一，老年患者腹肌薄弱，机体反应差，有些病例已有严重腹膜炎症，但腹膜刺激征常很不明显，容易误诊。

第二，小儿患者不能确切叙述病史，腹部体征也不典型，易使家长及医师忽略，故须反复仔细检查，严密观察。

第三，肠管侧壁嵌入疝囊颈表现为不完全性肠梗阻，易被忽略。

第四，腹内疝在未出现明显腹膜炎体征之前，几乎都以单纯性肠梗阻或其他急腹症入院，由于腹内疝除一般肠梗阻的临床表现外并无特征性表现，因此难以确诊。

（二）腹腔穿刺检查

腹腔穿刺检查可抽出血性液体。

（三）放射影像学检查

1. 腹部X线检查

腹部X线检查是肠梗阻的常规检查，在绞窄性肠梗阻X线片中可以发现孤立肠，发病24小时内肠腔横径可达6 cm，肠内液平面长度可超过6 cm，肠壁厚度可达6 mm。当大部分或全部小肠发生绞窄性肠梗阻时，肠腔内被血性液体充填，整个小肠无气，X线片显示灰白一片，无液气平面。

2. CT检查

CT检查对绞窄性肠梗阻具有一定的特异性，尤其是螺旋CT检查更具有优势。

（1）增强扫描时可见病变肠壁强化减弱甚至不强化，延迟扫描时正常肠壁强化消失后，病变肠壁有强化。

（2）肠系膜上动脉和上静脉内有血栓形成。

（3）肠壁对称性增厚，出现分层现象，即出现"靶征"，或称"双晕征"。

（4）肠系膜密度增高、模糊，呈云雾状，肠系膜内血管失去正常结构。

（5）肠坏死时可以出现肠壁积气，肠系膜内出现气体影像。

（6）有血性腹水和血性肠液的征象，即在腹腔和肠腔内出现密度不均的液体影像。

3. 超声影像学检查

利用超声检查来判断肠梗阻在日本及欧美已较为普遍。由于超声检查方便，能做出绞窄性肠梗阻的早期诊断，还能判断很多肠梗阻的病因，因此越来越受到临床重视。绞窄性肠梗阻主要超声影像表现如下。

（1）出现一段蠕动极弱或不蠕动的扩张肠管。

（2）腹腔内液性游离暗区出现早并急剧增加。

（3）连续观察病变5分钟无蠕动，可以确定为无活力肠管。

（4）肠系膜上动脉末期舒张压降低，同时阻力指数增加，这在单纯性肠梗阻和绞窄性肠梗阻之间有显著差别。

4. 临床实验室检查

绞窄性肠梗阻的主要实验室检查特征如下。

（1）血清磷升高。据文献报道，绞窄性肠梗阻患者绞窄发生30分钟后血清磷即升高，尿液和腹水中的磷也随着绞窄时间的延长而升高。

（2）血清肌酸激酶及同工酶升高。由于肠绞窄时肠壁细胞通透性增加，C反应蛋白（CRP）升高，绞窄性肠梗阻患者的CRP明显高于单纯性肠梗阻患者，而且有肠坏死和没有肠坏死患者的CRP也有显著差别。

（3）绞窄性肠梗阻早期，患者腹水中碱性磷酸酶、氨和乳酸明显升高。

根据上述病程变化和临床表现、超声影像学检查及实验室检查特征，基本可以判断和早期发现绞窄性肠梗阻。

三、治疗

（一）迅速做好术前准备

应立即建立有效的输液通道，纠正水、电解质紊乱及酸碱失衡，应用抗生素，充分给氧并做好其他各项急诊手术准备，争取4小时内进行手术。

（二）掌握适当的手术时机

急性肠梗阻经非手术治疗无效而及时采取手术治疗是必要的，最好把手术做在发生肠绞窄和肠坏死之前。

（三）采取正确的手术方式

应根据梗阻原因采取正确的手术方式，例如：绞窄性疝则行疝环松解，疝内容物复位；肠扭转行扭转肠袢复位；肠粘连或粘连带压迫则行松解术，对肠腔内的积液、积气应做肠减压，凡有肠坏死者，应把坏死肠袢完全切除。小肠切除可做一期吻合，结肠则以分期手术较为安全。

（四）把握手术注意事项

病情严重或伴有休克者，宜选用全麻气管内插管。进腹后先吸净腹水，探查梗阻原因，尽快解决绞窄因素，恢复肠管血液循环。肠腔切开减压和肠切除时尽量按无菌技术要求操作，防止污染腹腔。对肠管活力判断有困难者，应将可疑的肠袢切除，保证保留的肠袢有活力。应先把绞窄坏死段的肠系膜近端血管结扎，然后切除坏死肠管，以免突然解除梗阻后大量细菌、毒素进入门静脉。距坏死肠管3～5 cm的肠管，虽肠壁肌层损伤较轻，但也应切除，以防吻合口瘘。受粘连带、绞窄环压迫及扭转处的肠壁有时虽外观正常，但黏膜已坏死形成溃疡者，应予以注意，严重的应切除一小段肠管再吻合。手术结束前，应用大量温盐水冲洗腹腔，一般不置引流管。腹股沟疝引起肠绞窄坏死者，一般不行疝修补术。

（五）加强术后处理

绞窄性肠梗阻患者的主要死亡原因为感染性休克、多器官功能衰竭、急性呼吸窘迫综合征，以及严重水、电解质紊乱及酸碱失衡，因此我们常规将该类患者送入重症监护治疗病房进行监护治疗，严密观察其病情变化。及时纠正水、电解质紊乱及酸碱失衡，加强营养支持，应用有效抗生素，充分给氧，必要时早期行呼吸机支持等均收到了良好效果。

第五章　普外科手术

第一节　横结肠袢式造口术

一、横结肠袢式造口手术适应证和手术技巧

（一）横结肠袢式造口介绍

自从1776年法国外科医师皮洛尔（Pillore）施行了第一例真正意义上的结肠造口术之后，历经200余年的发展，造口方式和造口技术也得到了长足改进，挽救了许多患者的生命。结肠造口可分为暂时性造口和永久性造口两种，其中暂时性造口多用袢式造口，永久性造口则多用结肠单腔造口。从原则上讲，横结肠袢式造口多为暂时性造口，它是针对结肠左曲至远端的结直肠或者盆腔病变引起的梗阻或穿孔而进行的一种临时性的粪便改道方式。一直以来，横结肠造口因为易于提出腹壁之外而被广泛选择应用。然而，横结肠造口位于肋弓下，乳房较大的妇女、颈椎疾病的患者及肋弓前突的患者因为无法看清造口而术后自我护理困难，并且因为造口位置较为特殊，患者在坐下或者做前倾姿势时会受到影响。同时因为佩戴的造口袋位于肋弓边缘和裤腰线之间，不便隐藏，再加上会有较大的气味，从而影响患者社会交往的心理意愿。目前，因结肠左曲及其远端病变而行临时性粪便改道手术究竟选择横结肠造口还是末端回肠造口尚存在较大争议。

有研究认为，在行直肠癌TME术后预防性回肠外置术后，肠梗阻的概率高于横结肠外置，因此推荐横结肠袢式造口。但也有研究认为，横结肠袢式造口术后造口黏膜脱垂及造口相关的疝的发生概率高于回肠袢式造口，但是该研究结果因为随机分组方法、样本量的确定方式及统计方法的不合理，也受到相关学者的

质疑。虽然两种手术方式孰优孰劣目前尚无定论，明确的结果尚需大规模的随机对照研究，但暂时性横结肠造口在二期还纳手术中发生吻合口瘘及腹腔感染的概率要高于回肠造口术。末端回肠造口可能引发较多的排泄量是人们对此术式心存疑虑的主要原因，通过调整饮食等措施，术后1周引流量逐渐减少并稳定在500～800 mL/d，而横结肠造口的排泄量为300～600 mL/d。可见，末端回肠造口排泄量稳定，相较于横结肠造口后并不易出现水、电解质紊乱，以及内环境稳态破坏。同时，末端回肠外置口的位置较为隐蔽，气味较小，患者接受程度更好。因此，对于不适宜行乙状结肠造口实现粪便改道目的的患者，越来越多的学者倾向于在适应证符合的前提下将末端回肠造口作为优选术式。需要注意的是，回盲瓣作为小肠与大肠间抗反流的生理结构，其可使结肠内容物不易反流至回肠，相比末端回肠造口，横结肠造口可以及时引流结肠肠腔内的潴留物。因此，若不能尽量排空结肠内容物，如在急诊情况下，肠道准备不充分，结肠内大量积粪，末端回肠造口这一术式就不适宜。此外，右下腹有手术史患者也可能因粘连导致末端回肠难以提出体外，因此末端回肠造口术并不能完全取代横结肠造口手术。

（二）横结肠袢式造口适应证

1. 梗阻性原因

（1）先天性畸形：如先天性肛门狭窄或闭锁、先天性结肠狭窄、先天性巨结肠等。

（2）结直肠新生物：如左半结肠或者直肠肿瘤引起的梗阻。

（3）炎症性疾病：如直肠周围或者肛周疾病引起的严重感染需行改道手术以减轻污染。

（4）局部缺血性疾病：如左半结肠或者直肠由各种原因引起的急性缺血而导致的肠坏死。

（5）慢性缺血引起的肠道动力障碍性疾病。

（6）放射性疾病：如由盆腔放射性肠炎引起的穿孔、瘘或者梗阻。

2. 炎性反应的并发症（溃疡性结肠炎、克罗恩病、憩室性疾病所引起的并发症）

（1）结肠穿孔。

（2）结肠瘘。

（3）结肠梗阻。

3. 损伤性原因

医源性损伤，如手术或内镜检查过程中造成左半结肠或者直肠损伤并缺乏肠道准备者，创伤或各种外力作用所导致的左半结肠、直肠或者肛周损伤。

4. 手术处理方案

（1）初始处理方案：如直肠瘘、复杂高位肛瘘、直肠阴道瘘、直肠膀胱或者尿道瘘等术前准备。

（2）二次处理方案：如为预防左半结肠直肠吻合口瘘进行的横结肠预防性祥式造口或者吻合口瘘后的治疗性造口。

5. 其他原因

（1）肠扭转。

（2）大便失禁。

（3）肛周疾病，如复杂肛瘘、严重的肛周脓肿等。

（4）压力性溃疡。

（5）烧伤。

（6）会阴部感染，如阴囊坏死性筋膜炎等。

（三）横结肠祥式造口的手术步骤及技巧

1. 造口定位

在患者确定进行横结肠祥式造口术前，建议由专业的造口治疗师协助进行造口位置定位。术前确定横结肠造口位置，根据横结肠在腹壁投影水平，最好位于腹直肌上，同时还需距离肋弓凸起、肚脐、腹壁瘢痕5 cm以上。横结肠在体表投影水平位于第10肋水平，因此可选择在腹直肌表面第10肋水平进行造口定位。标记好造口位置后，让患者在坐位时再次检查，注意避开皮肤皱褶处，以免术后肠内容物外漏，而这些皱褶在患者站立或者平卧位时难以发现。有研究表明，术前由专业的造口治疗师协助进行造口位置定位能够有效降低造口相关并发症，并提高患者术后生活质量。

2. 切口

对于横结肠祥式造口腹壁切口所取位置，因为术者习惯不同，选择也有所不同。常见位置包括右上腹直肌、上腹中线、左上腹直肌，并且切口方向有术者选择横行切口，也有术者选择纵行切口。考虑横结肠提出后肠袢方向为横行方向，因此目前较多术者选择右上腹直肌第10肋水平中外1/3的横行切口，长为5～6 cm，与横结肠袢方向一致，容易提出体外并且术后粪便转流顺畅。也有学者考虑横行切口需要损伤腹直肌，从而选择右上腹纵行切口。笔者也进行了多例右上腹直肌纵行切口行横结肠袢式造口的尝试，发现并不会增加手术难度，术后粪便转流也无影响，造口相关并发症也未见明显增加；并且纵行切口还有一个优势，即在一些特殊情况下便于延长切口，而不需要另取切口。总之，关于右上腹直肌横行切口和纵行切口的优劣，目前尚未见大规模的临床研究结论，因此尚需进一步临床研究以明确结论。

3. 进腹

若选择横行切口，切开皮肤及皮下组织后，横行切开腹直肌前鞘。对腹直肌的处理，有术者选择直接钳夹后离断腹直肌，断面止血后横行切开腹直肌后鞘及腹膜进腹，也有术者为避免损伤腹直肌，于腹直肌外侧缘将腹直肌推向内侧后显露腹直肌后鞘，然后切开腹直肌后鞘及腹膜进腹。若行纵行切口，切开皮肤及皮下组织后，纵行切开腹直肌前鞘，沿腹直肌纤维方向分开腹直肌束，将腹直肌牵拉至两侧进而显露腹直肌后鞘，纵行切开腹直肌后鞘及腹膜后进腹。

4. 辨认游离横结肠

入腹后可以看到横结肠由大网膜所覆盖，多数患者的大网膜较薄，所以可以清晰地透过大网膜看到横结肠。选择游离度较好的右半横结肠的一段作为拟外置肠管，靠近拟外置横结肠壁，游离部分大网膜及胃结肠韧带长为6～7 cm，再次观察结肠带明确辨认横结肠。如果大网膜较厚不能清晰看到横结肠，可将大网膜提出腹腔并向头部牵拉，可以看到大网膜根部与横结肠桥接，在桥接线上切开游离大网膜，显露横结肠以明确辨认。一般情况下，横结肠都足够游离，能够提出腹壁外，若因为粘连或者患者过胖、肠系膜太短提出困难，可以适当延长切口，游离粘连或者将横结肠向结肠右曲游离后就可以提出腹壁，要确认好拟外置肠段提出腹壁后无明显张力，以避免术后造口因为张力牵拉而回缩。

5. 提出拟外置横结肠袢

在拟外置横结肠系膜中点靠近肠壁处选择无血管区用血管钳刺孔，将医用乳胶引流管经此刺孔穿入，提拉乳胶引流管将拟外置横结肠段提出腹壁外。若腹壁为横行切口，则提出肠袢方向与切口一致。若腹壁为纵向切口，可以将横结肠袢旋转90°使之与切口方向一致，根据笔者经验，此举并不会影响术后肠内容物的排出。为便于造口术后护理，外置部分肠袢应高出腹壁3～4 cm。确定外置肠袢适宜高度后，即可开始固定外置肠袢。

6. 固定外置横结肠袢

在固定外置横结肠袢之前，若腹壁切口过大，需要将两端切口予以间断缝合缩小，适宜的切口长度为除能够容纳外置肠袢以外还有一指宽度。若患者腹壁较薄，可以将腹膜、结肠壁浆肌层或者系膜浆膜层、真皮三者缝合固定一圈，常为8针。若患者腹壁较厚，直接将三者缝合收紧打结后则会使外置肠袢周围皮肤牵拉凹陷，不利于术后造口护理，可以在腹膜、腹直肌前鞘和皮下组织层分别固定，即将腹膜和结肠壁浆肌层或者系膜浆膜层缝合固定一层，将真皮与结肠壁浆肌层或者系膜浆膜层再缝合固定一层。在有些情况下，由于患者腹壁过于肥胖，在固定腹膜和结肠壁浆肌层或者系膜浆膜层时空间狭小，腹膜回缩导致腹膜缝合困难。可以先将外置肠袢放回腹腔，将腹膜分别间断缝合但不要打结待用，然后将外置肠袢再提出腹壁外，确定适宜高度后将腹膜上缝合线再次穿针后与外置肠袢浆肌层或者系膜浆膜层缝合固定。

7. 放置造口支架

为了预防外置肠袢回缩入腹腔，常需要在外置肠袢下放置一根小玻璃棒或者塑料棒作为支架支撑外置肠袢。将小玻璃棒或者塑料棒一端插入乳胶引流管内，为了方便取材，笔者常将1 mL注射针筒剪去尾端作为造口支架使用。将乳胶管向外拉出使造口支架棒中点位于外置肠袢系膜孔内，将乳胶管剪短留下合适长度并将另一端套入支架棒剩余一端，形成一个小的闭环。

8. 开放造口

横结肠袢式造口可做一期切开，开放造口的方式有两种：一种是横行切开横结肠前壁接近1/3周，使肠壁外翻；另一种方式是沿横结肠带纵行切开2～3 cm。前一种方式更加通畅，开放造口后立即佩戴结肠造口袋。如果患者胀气不明显，可暂不切开肠壁，待术后2～3天结肠胀气后用电刀纵行或者横行切开，排出肠内容物。术后在病房开放造口容易因肠内容物的流出而造成周围衣物、床单污染，可以在佩戴造口袋后，将电刀经造口袋排粪口伸入切开肠壁，使肠内容物流入造口袋内，避免周围污染。

（四）横结肠袢式造口注意事项

1. 适应证的准确把握

横结肠袢式造口是由于横结肠远端梗阻或者其他病变需要维持肠道通畅或者粪便改道而进行的一种手术操作，因此需要准确把握手术适应证，避免进行不合理的横结肠袢式造口，如由便秘引起的梗阻或者假性肠梗阻而进行横结肠袢式造口。

2. 对于非常严重的结肠梗阻需要警惕

对于梗阻情况非常严重的结肠梗阻，需要考虑由肠道压力过大而引起的回盲部自发性破裂的可能性，在这种情况下行横结肠袢式造口也是不适宜的。因此需要术前根据患者查体情况并结合影像学检查结果准确评估，排除这种可能。

3. 造口定位要合理

在术前确定造口位置时需要考虑以下因素，包括患者的穿衣风格、裤腰线、活动便利性，患者在站立、坐下及平卧时的腹壁轮廓，以及身体残疾、术前腹壁瘢痕、骨骼凸起部位及腹围等。造口位置最好位于两侧腹直肌上，距离骨骼凸起、肚脐、腹壁瘢痕及裤腰线5 cm以上。此外，标记好造口位置后注意让患者在坐位时再次检查，避开皮肤皱褶和缝隙处，而这些皱褶和缝隙在患者站立或者平卧位时难以发现。因此，根据以上原则并结合横结肠在体表投影位置，合理的横结肠袢式造口可选择在腹直肌表面第10肋水平进行造口定位。

4. 确认外置肠管为横结肠

在横结肠袢式造口过程中，需确认外置的肠管为横结肠。据报道，在横结肠袢式造口过程中，曾经发生过将冗长的乙状结肠、游离的回肠甚至是胃窦的大弯侧误认为横结肠而进行了错误的造口的情况。因此，在将拟外置肠管提出体外之前要再次确认所提出的肠管确实为横结肠，避免发生给患者带来额外医疗损害的不良医疗事件。

5. 良好的结肠减压便于造口的完成

如果结肠扩张明显，在外置前需要良好的减压，否则会因为张力过大在牵拉的过程中造成肠管破裂或者外置困难。在绝大部分梗阻情况下，横结肠内因为积气或者半流质肠内容物蓄积引起扩张，可在拟外置结肠壁中段对系膜缘做一荷包缝合，于荷包缝合中央处切开肠壁，插入负压吸引管到结肠近端减压，结扎荷包缝线，固定好负压吸引管，避免肠内容物漏出污染腹腔。若结肠内容物为固态或者接近固态的粪便，无法通过吸引器吸出，可以用粗注射器针头插入肠腔，排出其内积气后，将拟外置横结肠肠段内积粪挤压至两侧结肠内，使外置肠段扩张减轻，便于完成外置。其两侧所蓄积的粪便在造口开放后可以在肠蠕动作用下排出。

6. 腹壁切口缝合松紧度要适当

腹壁切口缝合松紧度要适当，过紧会引起造口肠祥的血供障碍，导致外置肠管缺血坏死，而且过紧的切口也会引起术后的造口狭窄、排便不畅。但是，腹壁切口过松也会引起横结肠造口相关的并发症，如会增加横结肠黏膜脱垂的发生概率。适宜的腹壁切口一般以缝合后结肠旁能伸入一示指为宜。

7. 固定外置肠管时要小心

在固定外置肠管时，需要注意辨认外置肠管的近远端，避免扭转导致术后梗阻或排便不畅。在固定外置肠管、缝合系膜浆膜层时，注意系膜浆膜层的缝合要表浅，避开血管，避免将系膜内血管缝扎而影响外置后的结肠血运，导致术后外置肠管缺血坏死。缝合结肠壁浆肌层时注意不能穿透肠壁全层，避免结肠收缩时将肠壁撕裂，进而形成结肠壁侧瘘，引起肠内容物外漏，导致切口或者腹腔感染。

8. 造口支架的拔除不能过早

造口支架所用的塑料棒或者玻璃棒不宜过早拔除。因为术后10天左右外置肠管才能与周围组织之间基本粘连固定，回缩入腹腔可能性变小，所以一般在术后10天以后拔除较为安全。对于营养状况较差或者合并糖尿病等疾病的患者，支架放置时间可适当延长。

二、横结肠祥式造口的围手术期处理

（一）术前准备

1. 术前检查

完善术前相关检查，排除手术禁忌证，并根据不同病情选择相应的检查以协助诊断，明确横结肠祥式造口适应证。例如：对结肠梗阻者，可行腹部立卧位平片及全腹CT，协助明确梗阻部位；对远端结直肠瘘、直肠阴道瘘或者直肠膀胱瘘患者，可行泛影葡胺或者碘海醇等水溶性造影剂灌肠造影协助诊断；

对经内镜检查及活检证实为肿瘤引起的结肠梗阻，并且B超、CT考虑恶性肿瘤肠外转移而无法行根治性切除者，可以行增强CT协助远处转移灶诊断。

2. 术前心理干预

造口手术不仅会在生理上同时也会在心理上给患者带来创伤，其不仅改变了患者的排便方式，也改变了患者的生活模式。有研究表明，在术后进行造口相关教育时，术后的疼痛、药物及心理压力的影响会导致教育的效果下降，因此术前的心理干预对于患者术后顺利接受造口后的生活方式非常重要。如果条件允许，可以由训练有素的造口治疗师在术前详细告知患者手术的必要性、手术方式、手术后的情况及各种替代方案；术后也要积极指导患者采取正确的生活方式，协助患者树立术后重归社会生活的信心。

3. 改善患者一般状况

多数患者入院时一般状况不佳，手术耐受性较差，需要做充分的术前准备，如积极纠正水、电解质紊乱及酸碱平衡紊乱，需输注红细胞、血浆或白蛋白以纠正中重度贫血或低蛋白血症。对肠梗阻患者，术前应留置胃管以缓解患者梗阻症状。合理选择抗生素静脉使用，积极控制感染，如患者病情允许，可以口服抗生素，以抑制肠道内细菌。

4. 术前造口定位

为提高造口患者术后生活质量，降低造口术后相关并发症的发生率，在术前选择适宜的造口位置非常重要，合理的造口位置需要在不同体位下进行评估。

5. 术前签署手术知情同意书

术前向患者及家属讲明手术的必要性及手术可能存在的风险，取得患者及家属同意方可手术。手术风险包括腹腔感染引发腹膜炎、胃损伤及造口相关并发症，常见的造口相关并发症包括造口回缩（0～22%）、造口旁疝（0～40%）、造口黏膜脱垂（0～10%）、造口周围皮肤刺激征（10%～42%）。

（二）麻醉方式和体位

气管插管全麻或者硬膜外麻醉，体位为仰卧位。

（三）术后护理

1. 造口患者术后早期院内护理

（1）造口的观察

每日定时观察造口状况，需注意造口黏膜是否红润，以及形状、高度、水肿等情况。肠外置术后正常的黏膜颜色为鲜红色或粉红色，且表面光滑湿润。如果肠管颜色红润，表明外置肠袢有活力，血运良好。横结肠袢式造口因为边缘动脉弓完整，极少会出现缺血坏死的情况。横结肠袢式造口在正常情况下应该高出腹壁平面2～3 cm，在造口完成之后，造口会发生水肿，体积增大至正常状态下的2～3倍，水肿持续4～6周才能恢复至正常大小。因此，水肿是术后正常现象，水肿情况轻微时不需要处理，如果水肿情况严重，可以用高渗盐水或者硫酸镁湿敷。

（2）更换造口袋时需要观察外置肠袢与周围皮肤有无分离

正常情况下，造口肠袢浆膜层与皮内缝合固定相互靠近，但有时因为局部炎症刺激化脓及对缝线的过敏反应导致缝线脱落而出现外置肠袢和皮肤分离的现象。一旦发现，需要及时进行处理，正确处理可以使分离部位底部肉芽组织生长最终填平分离空隙，恢复正常状态。

（3）观察造口排泄情况

无论是小肠还是结肠造口，一般都不会在术后立即出现排泄，造口最开始的排泄物类似于少量的浆液性或者少量稀薄胆汁样但不含固体颗粒的物质，称为肠分泌物。随着时间的推移，肠道功能开始恢复，造口排泄物逐渐增多。结肠造口一般先排出气体，然后是稀便，最后是固体或者接近固体的粪便。随着进食的增多，排泄物中的颗粒状固体也逐渐增大，排泄物逐渐变得黏稠。观察并记录造口排泄情况非常重要，因为恢复排泄功能表明肠蠕动恢复。

（4）造口周围皮肤观察

造口术后，造口周围皮肤应为完整、健康的，若有红肿、损伤、皮疹或水疱、脱皮、疼痛等表现，则考虑为造口周围皮肤刺激征，常见原因为粪水刺激性皮炎或者由造口袋材料引起的过敏性皮炎。横结肠袢式造口因为右半结肠对肠内容物内的水分吸收不充分，导致造口排泄物内水量较多，粪水刺激性皮炎发生率高。因此，需要仔细观察以明确是造口袋渗漏导致的粪水刺激性皮炎还是患者对造口袋材料过敏。对于粪水刺激性皮炎，给予患者局部应用生理盐水清洗干净，然后将造口粉涂抹在皮肤上进行按摩，再应用皮肤保护膜充分保护，用防漏膏封闭粘贴造口袋以预防造口袋渗漏。对于由过敏性原因引起的皮炎，需要询问患者过敏史。如果过敏严重或者过敏原因不明，需要进行皮肤过敏试验，可将不同种类造口袋各取小块贴在健康侧腹壁并做好标识，明确过敏造口袋种类后更换其他系列的造口袋。

2. 术后造口知识教育及相关技能培训

应在患者能够活动的时候尽早进行造口知识教育及相关技能培训，因为接近一半的造口患者出院后的护理是由配偶完成的，还有约1/4患者的护理是由子女等后代完成的，因此看护的家庭成员也应该参与造口知识教育及相关技能培训。最终的目的是使患者或者陪护的家属能够很熟练地进行造口护理和一些造口相关问题的处理；患者及家属通过学习造口知识和技能的相关培训课程，能够处理造口袋内造口排泄物的排空、造口袋的更换及常见的造口问题。许多新的造口患者仅能清空造口袋内的排泄物，而不能处理造口相关的问题。调查发现，53％的造口患者出院后能够更换新的造口袋，但只有28％的造口患者能够处理类似造口袋渗漏等造口常见问题。45％的新的造口患者出院后担心自我护理问题，40％的造口患者会感到难过或者沮丧，有高达62％的患者因为造口问题在离家后感觉不适。有超过60％的新的造口患者具有造口周围皮肤刺激症状，其中约有半数患者并未意识到这个问题，如果此问题能够得到识别和处理，造口患者的术后生活质量就可得到改善。

美国结直肠外科医师协会认为，对经受了造口手术的患者的最佳护理就是由造口护理专家在术前及术后所进行的造口护理，如由认证过的造口治疗师进行的造口护理。在造口开始排便后进行定期的造口评估及强化教育，能够使患者或者看护的家庭成员熟练处理造口相关问题，从而提高造口患者术后生活质量及参与社会活动的自信。另外，开展术后造口患者联谊会，也有助于造口患者恢复生活自信，使其能够更加主动地融入社会生活。

第二节 乙状结肠袢式造口术

在体表皮肤创建开口，将完整的乙状结肠肠段拉出皮肤，然后适当剥离系膜和脂肪垂，游离肠管，利用对系膜侧光滑浆膜面在皮肤外开口成形，如此会产生两个开放的管腔——近端和远端，即乙状结肠袢式造口。

乙状结肠袢式造口术的优点是手术操作相对简单，手术风险较小，能解除急性直肠梗阻，是急救治疗的重要手段。粪便由乙状结肠袢式造口转流后，有利于控制盆腔和会阴部感染，为某些肛门、直肠复杂手术的成功创造了条件。

乙状结肠袢式造口术的缺点是可能发生造口周围感染，外置结肠坏死，造口回缩、狭窄、梗阻，造口近端肠管扭转，造口旁疝等各种并发症，主要与手术操作技术不妥及术后处理不当有关。行暂时性乙状结肠袢式造口术后，再次手术还纳造口时的并发症发生率也较高。

因此，选用乙状结肠袢式造口术应注意掌握好适应证，手术操作规范，术后处理要完善，尽可能地预防各种并发症发生。

一、乙状结肠袢式造口手术适应证和手术技巧

（一）手术适应证

1. 直肠、肛门的严重损伤

当各种原因导致直肠遭受严重损伤时，往往肠道不清洁或无法进行肠道准备，局部创面污染严重。根据术中探查直肠和会阴部情况，将损伤的直肠部分做清创缝合术、缝合修补术或者切除吻合术，可在其近端相对活动的乙状结肠段做暂时性乙状结肠袢式造口术，使粪便暂时完全转流，以尽量避免术后感染，保证修补处或者吻合口的愈合，预防直肠创面或者吻合口发生瘘、裂而导致病情加重甚至危及生命。如果是乙状结肠活动段损伤，则可利用损伤处乙状结肠肠袢直接做外置袢式造口。如果发生开放性或闭合性的肛门部或会阴部广泛的、严重的损

伤，并伴有肛门括约肌撕裂、肛管周围组织严重损伤时，可在肛门部或会阴部做缝合修补后，做暂时性乙状结肠袢式造口术，以预防伤口感染，利于创面愈合，待肛门部创面愈合、功能恢复后，再行乙状结肠袢式造口还纳术，恢复患者的正常解剖功能。

2. 急性直肠梗阻或狭窄

由直肠或肛门先天性畸形（先天性肛门闭锁暂不能行肛门成形术者、先天性巨结肠等）、直肠放疗后狭窄、直肠炎性狭窄造成的急性直肠梗阻，肠管极度扩张并伴有大量积粪、积气，患者全身情况不良。一期手术有困难和风险较大者，需要分期手术，可先做暂时性乙状结肠袢式造口术，目的是解除梗阻、挽救生命、控制病情发展，待患者一般情况好转，全身状况良好，再次手术治疗原发疾病。

3. 直肠、肛门晚期恶性肿瘤

直肠、肛门部位的晚期恶性肿瘤，多伴有远处脏器转移，局部浸润广泛，当已经不能根治性切除或者不能切除时，可姑息治疗，行乙状结肠袢式造口术，解决近端结肠梗阻，同时避免造口远端肠管在腹腔内形成闭袢性肠梗阻。

4. 直肠、肛门部的反复发作炎症和复杂性瘘管

某些疾病会继发直肠、肛门部的反复发作炎症和复杂性瘘管，需做比较复杂的手术治疗。如放射性直肠炎、会阴部蜂窝织炎、直肠膀胱瘘、直肠阴道瘘和某些复杂性肛瘘，往往需要先做暂时性乙状结肠袢式造口术，将粪便转流，使远端肠段和肛门部得到休息，为后续的直肠、肛门和会阴部手术的成功创造条件，待直肠、肛门部疾病控制且创面愈合后，择期再次手术还纳乙状结肠袢式造口。

（二）术前准备

1. 术前宣教

术前，医师和造口治疗师应该向患者和家属描述患者病情、手术方式、手术风险、术后处理，让患者克服对造口的恐惧，让他们理解造口手术的必要性，了解造口术后生活的改变。可以安排造口志愿者与患者及其家属沟通、交流，安排年龄相仿、社会经济地位相似且同性别的已经行乙状结肠袢式造口者与其交流，帮助患者建立造口生活的观念，增强对造口生活的信心，以及尽快适应在造口情

况下的日常生活。术前充分的、适合的宣教有利于减轻患者造口术后的迷茫感、焦虑感、自卑感，能使患者更好、更快地适应造口术后的生活。

2. 造口定位

术前造口定位对降低术后造口并发症发生率有重要意义，如造口脱垂、造口旁疝、造口皮肤问题等，而且造口的位置也直接影响后续的造口管理和造口护理。术前造口定位通常由外科医师进行，也可由受过专业培训的造口治疗师进行。造口定位应考虑以下4点。

（1）患者本人能看清楚造口位置，便于自己护理。

（2）造口应经腹直肌穿出，可以提高术后造口排便功能，降低术后造口脱垂、造口旁疝等并发症发生率。

（3）造口部位应避开腹股沟、瘢痕、皮肤凹陷、皮肤皱褶及髂嵴等骨骼突出处，减轻造口皮肤问题。

（4）根据患者生活习惯、职业等情况个体化地调整造口位置。

3. 术前常规准备

与一般腹部大手术相同，肠道手术前需要做好清洁肠道准备，放置胃管。急性肠梗阻的患者或者营养不良、全身情况差的患者，术前应根据病情，及时纠正休克和水、电解质紊乱，维持酸碱平衡，应用广谱抗生素防治感染，并持续胃肠减压以减轻腹胀，必要时输血或白蛋白，纠正营养不良，改善身体状况。

4. 麻醉与体位

根据患者的具体病情，可以选用全麻、硬膜外麻醉、腰麻。如患者情况不佳，可以采用局部神经阻滞麻醉、局部浸润麻醉。一般采用仰卧位。

（三）手术步骤

第一，左下腹斜切口或左下腹经腹直肌切口，在预定造口位置"十"字形切开腹直肌前鞘，分离腹壁肌肉，切开腹膜，进腹后适当分离游离乙状结肠系膜，将乙状结肠段无张力地牵出腹外。

第二，术前有肠梗阻导致乙状结肠及近端肠管显著膨胀、扩张时，需在此肠段的结肠带上做一荷包缝合，保护好手术野后于其中央纵行切开肠壁，将吸引管插入近端结肠进行肠充分减压，解除扩张后结扎荷包缝合线。

第三，以左手示指抵于乙状结肠边缘系膜处，右手持血管钳在肠系膜无血管区戳一小孔或用电刀在肠系膜无血管区切开一小孔。

第四，将一端连接乳胶管的1 mL注射器器身（或者玻璃棒）穿过此孔，然后将乳胶管的另一端和1 mL注射器器身（或者玻璃棒）对端套接，使预造口的乙状结肠肠段搁置于腹壁外。

第五，逐层关闭切口。先在切口两端的腹膜缝数针，以能在造口乙状结肠旁插入一指为度，注意不要太紧，以免造成狭窄，压迫肠管产生梗阻，如果切口较长，可逐层缝合至皮肤。将肠段上的浆肌层、脂肪垂或系膜（应避免损伤系膜内血管）分别与腹膜层、腹直肌前鞘层和切口皮下真皮层做间断缝合固定。

第六，用电刀或手术刀在外置乙状结肠造口肠段的结肠带上纵行切开肠壁全层，切口长为3～4 cm，手指分别探查造口近端管腔和远端管腔是否通畅、有无狭窄，外贴透明造口袋，便于术后动态观察肠管颜色、活力。也可以将乙状结肠造口肠段的结肠带上的肠壁纵行全层切开4～5 cm，向外翻转肠壁切缘后将黏膜与皮肤间断缝合，外贴造口袋。

（四）手术技巧和注意要点

第一，乙状结肠袢式造口一般选择乙状结肠移动度较大肠段做造口，适当游离后从腹壁切口拉出的肠管必须没有张力，这是防止造口回缩的重要措施。

第二，确保乙状结肠造口肠袢血供良好，可以触及或者看到系膜内动脉搏动；缝扎时没有结扎主要供血动脉，是预防造口缺血甚至坏死的关键。

第三，垂直切开腹壁各层结构并垂直拉出肠管，应使乙状结肠的位置保持自然状态；肠袢与腹膜缝合前，应认真辨别其近、远端，避免肠袢扭转，这是防止造口梗阻的要点。

第四，缝合浆肌层与腹膜时，缝针不可穿透肠壁全层，以防肠内容物外溢，污染腹腔；缝合浆肌层与腹直肌前鞘层和切口皮下真皮层时，缝针不可穿透肠壁全层，以防肠内容物外溢，污染切口。

第五，腹壁切口各层缝合要松紧适当，以能在造口乙状结肠旁插入一指为度，过紧可影响肠袢的血液循环，过松可引起肠管脱垂。

（五）腹腔镜下乙状结肠袢式造口术

腹腔镜微创手术已经广泛应用于腹部手术，行腹腔镜下乙状结肠袢式造口术时，观察孔位于脐上，左下腹预定的乙状结肠造口位置和右下腹分别做操作孔置入戳卡，将患者按照腹腔镜下乙状结肠切除术的体位安全固定于手术台上，并按照头低脚高位、右低左高位倾斜，使乙状结肠向中线移动，便于操作。利用超声刀或者电铲等腹腔镜下剪切器械，分离乙状结肠外侧与左侧腹壁、盆壁附着组织和筋膜间隙，从而游离乙状结肠。从左下腹戳卡孔用肠钳钳夹乙状结肠肠袢，切开左下腹戳卡孔周围皮肤，切除部分组织至腹直肌前鞘，行十字切开，分离腹直肌纤维，切开腹直肌后鞘和腹膜。切口应大小适中，可以容纳乙状结肠肠袢并空余一指间隙。将戳卡和钳夹结肠的肠钳向外牵拉移除，将乙状结肠游离段外置于皮肤，继续按照开放手术的方式完成乙状结肠袢式造口术。

二、乙状结肠袢式造口的围手术期处理

（一）术后处理

为了达到乙状结肠袢式造口手术满意、粪便转流良好的目的，预防各种并发症，术后处理也极为重要，包括全身处理、局部处理等。

1. 全身处理

（1）持续胃肠减压：术前存在明显肠梗阻的患者，术后需先禁食禁水，持续胃肠吸引减压以防止腹胀、缓解梗阻，如胃液不多、无明显腹胀症状，可以尽早拔除胃管。术前无明显梗阻、手术顺利的患者，术后当天即可拔除胃管。

（2）静脉输液：补充水与电解质，维持酸碱平衡，必要时短期给予全胃肠外营养，患者胃肠功能恢复后给予口服肠内营养和逐渐恢复饮食，如中、重度贫血，及时寻找原因，输血。

（3）抗生素治疗：肠道手术为清洁-污染手术，围手术期应用肠道相关菌群的广谱抗生素和抗厌氧菌抗生素3～5天，以预防术后发生感染。

（4）加强营养：停止胃肠减压后，在胃肠功能逐渐恢复期间，可以给予口服肠内营养，并逐渐恢复饮食，先进流质饮食、半流质饮食，逐渐改为高热量、高蛋白质、高维生素的少渣普通饮食。

2. 乙状结肠袢式造口局部处理

术后应每天检查乙状结肠袢式造口，根据不同情况给予相应处理。术后1周左右，切口愈合后拆除皮肤缝合线，支撑肠段的1 mL注射器器身（或者玻璃棒）待乙状结肠壁与腹壁切口初步粘连愈合后，于术后2～3周拔除，切勿过早拔除，以免造口缩入腹腔。造口局部皮肤应保持清洁，造口周围可以涂抹氧化锌软膏或皮肤保护剂，以防粪便刺激引起皮炎。教会患者正确使用粘贴式造口袋。

（二）乙状结肠袢式造口并发症的预防和处理

为尽量避免术后并发症，正确的造口手术原则是造口肠管经腹直肌间无张力拖出，一期与皮肤进行缝合，确保造口肠管有活力。尽管不能完全避免并发症的发生，但遵循以上原则可以明显减少术后并发症发生的风险。乙状结肠袢式造口术虽然操作简单，但也不是绝对安全可靠的，术后可能出现多种并发症，均与术前准备不充分、术中操作不够正规和术后处理欠妥有关。因此，围手术期必须注意预防并发症，如出现并发症应及时正确处理。

（三）乙状结肠袢式造口还纳

要根据每个患者的造口情况、疾病的种类和全身的情况，个体化分析判断，分别决定造口还纳的时机。在造口还纳之前，造口处的感染、炎症、水肿已经完全消除；必须完善术前检查和术前准备，以评估手术安全；行肛门直肠指诊、结肠镜检查对造口远端肠段进行评估，明确远端肠管通畅，同时行结肠镜检查对近端结肠进行评估以确保不存在病变；必要时进行下消化道造影检查。如果乙状结肠袢式造口术是为了保护远端吻合口，在造口还纳之前必须确保该吻合口已经愈合。

乙状结肠袢式造口还纳术基本要点：沿造口周围梭形切开皮肤，必要时适当延长切口，逐层切开皮下组织、腹直肌前鞘、腹直肌至切开腹膜，完全、充分游离袢式造口远、近两端的结肠肠段，切除造口肠段及周围的瘢痕组织，重新吻合后还纳回腹腔即可。可以使用直线切割闭合器将肠管侧吻合，或者使用管型吻合器进行端-侧吻合，然后逐层关腹，充分冲洗切口，必要时可以放置引流管。

（四）乙状结肠袢式造口术与末端回肠袢式造口术的比较

乙状结肠袢式造口术和末端回肠袢式造口术是常用的袢式造口方式，末端回肠袢式造口术具有手术操作简便、手术创伤小、较易还纳等优势，术后恢复相对快。造口还纳手术时，由于回肠游离度较大，相对乙状结肠容易分离，末端回肠袢式造口还纳术所用的时间明显短于乙状结肠袢式造口还纳术。有研究表明，乙状结肠袢式造口还纳术后具有较高的切口感染风险，而末端回肠袢式造口还纳术后具有较高的肠梗阻风险，小肠常有不同程度的粘连，导致造口还纳后发生肠梗阻的风险增加，严重者甚至需要再次手术。

第三节　盲肠造口术

盲肠造口最早在1710年由利特（Litter）提出，但其一直是一种有争议的手术。盲肠造口用于粪便转流时，由于其转流粪便不彻底，远端肠道常常会出现粪便，而回肠造口相比之下能够得到非常满意的引流，故在为避免远端结直肠吻合口瘘带来严重并发症时采取预防性盲肠造口多被预防性回肠造口替代，但也有研究发现，采取预防性盲肠置管造口和结肠袢式造口相比，前者可有效缩短平均住院日，减少术后并发症。在结肠癌导致的梗阻中，左半结肠癌常采取Hartmann手术，而右半结肠癌常行一期切除吻合术，盲肠造口多局限于盲肠高度扩张而有穿孔风险时采用，这也导致盲肠造口在临床应用较少。近年来，相比上述因素，科尔芒（Cormand）等认为盲肠造口的绝对适应证恰恰是盲肠扭转，盲肠扭转相比乙状结肠扭转少见，主要原因是胚胎发育异常导致盲肠及升结肠的异常游离，占肠扭转的25%～30%。此外，在难治性便秘的治疗手段中，顺行节制性灌肠（ACE）可通过经皮盲肠置管造口术而有效治疗便秘。

盲肠造口存在手术操作复杂、造口关闭困难、并发症多等缺点，因此在行盲肠造口术时，要求医师准确把握盲肠造口的适应证。盲肠造口依据手术操作方式的不同，可分为盲肠造口术、盲肠置管造口术、经皮盲肠置管造口术。本书就这三种方法逐一介绍。

一、盲肠造口手术适应证和手术技巧

（一）适应证

第一，急性结肠梗阻，尤其是肿瘤位于升结肠和横结肠，患者一般情况差，不能一期切除，可做暂时性盲肠造口术。另外，在结肠梗阻引起的盲袢综合征中，盲肠张力最大，术中发现有导致缺血坏死及穿孔的可能，也可行暂时性盲肠造口术。

第二，在结肠吻合术中，若吻合口不太令人满意，同时做盲肠造口术，以利于短期内减压，保证吻合口愈合

第三，盲肠穿孔。

第四，盲肠扭转。

第五，慢性难治性便秘患者，可以经皮盲肠置管，便于进行顺行节制性灌肠术。

（二）盲肠造口术

1. 麻醉与体位

硬膜外麻醉或全身麻醉，一般采用平卧位。

2. 手术步骤

（1）在右下腹脐与髂前上棘连线内1/3处行经腹直肌切口。

（2）寻找回盲部，分离盲肠侧腹壁，游离回盲部。

（3）将回盲部肠壁浆肌层与腹膜缝合固定，缝合均采用不可吸收缝线间断缝合。

（4）可将提出的盲肠壁再分别与腹外斜肌腱膜和皮肤真皮层缝合，最后一层缝合可用凡士林纱布条围绕一周打结并固定于造口周围。现代造口护理能提供各种防漏材料，可不再放置纱条保护。

（5）若盲肠扩张严重，可用细针或套针排气后拉出切口，若引流不畅，可将腹壁切口的壁腹膜与皮肤的真皮层行间断缝合，可切开拉出盲肠，安置造口袋。

3. 注意事项

应严格无菌操作，否则将引起难以控制的感染，甚至危及患者的生命。

（1）缝合肠壁和筋膜，关闭开放的腹腔，针距0.5 cm，不能让指尖通过，使腹腔充分与腹壁隔开，防止造口后肠内容物流入并污染腹腔。

（2）切开盲肠时，沿结肠带切开盲肠壁。

（3）切开盲肠壁全层与腹壁皮肤全层间断缝合。所有缝线不应穿入肠腔内，特别是穿过膨胀盲肠的缝线要特别细心，否则将发生漏液或破裂，后果严重。

（三）盲肠置管造口术

手术步骤：

第一，选择切口及切开方法同盲肠造口术。

第二，进腹后，提出盲肠，周围用盐水纱布保护，用不可吸收缝线在盲肠前结肠带处做两个同心荷包缝合，彼此相距1 cm。在荷包缝合中央做一小切口。

第三，从切口插入双导管吸引管，吸出肠内容物。

第四，拔出吸引管后，插入蕈状导管，结扎内圈荷包缝线，剪去线尾。

第五，结扎外圈荷包缝线，使盲肠壁内翻，再将线尾穿过腹膜后打结，使盲肠壁固定于腹膜上。造口管从腹壁切口或右下腹另一戳口引出，

第六，逐渐缝合腹壁切口，并将造口管固定于皮肤上。

（四）经皮盲肠置管造口术

手术步骤：

第一，可以在X线或CT引导下，在回盲部定位，用专用穿刺针穿刺入盲肠，再用扩张导管扩张腹壁。然后置入Chait Trapdoor导管，将导管固定于皮肤上。

第二，可以在腹腔镜辅助下将穿刺针置入盲肠，再荷包缝合置管口。可将盲肠浆肌层与腹壁固定，避免术后造口瘘的发生。

第三，可以在肠镜的辅助下将穿刺针置入。

二、盲肠造口的围手术期处理

（一）术前准备

第一，结肠急性梗阻者，应及时纠正水、电解质紊乱，并做胃肠道持续抽吸减压，必要时输血或白蛋白。

第二，病情允许的情况下，应口服抗生素，以减少肠道内细菌，有利于防止感染。

第三，经皮盲肠置管造口术，术前两日进流质饮食，术前夜清洁灌肠。

（二）盲肠造口术主要并发症及预防

1.腹腔感染

多见于盲肠扩张破裂，注意造口缝线时，不应穿入肠腔内。

2.造口周围炎症

盲肠造口后会经造口流出较多具有腐蚀性的消化液，可导致造口周围皮肤腐蚀。

（三）盲肠置管造口术主要并发症及预防

第一，腹壁切口感染，多为肠腔漏液所致，因此手术时应小心操作，特别是缝合膨胀的盲肠时要细心。

第二，粪便沿导管溢出的情况，多发生在术后4～8天，可将导管拔出或在皮肤平面剪断导管，其尖端可由肛门排出。拔管后，造口多能自行愈合，如手术时已将盲肠壁与皮肤缝合，则须以后另做手术，使造口闭合。

第三，导管堵塞，术后24小时内，可每4小时用生理盐水冲洗导管，以保证管腔通畅。必要时可通过导管向盲肠内注入新霉素、卡那霉素等抗生素。

第四，造口管可于术后1～2周拔出，创口如有粪便流出，必须更换敷料。如结肠梗阻已经解除，瘘口可自行愈合。但有时可形成一个经久不愈的瘘管，需行手术切除，并缝合修补盲肠上的瘘口。

第五，导管引流不畅，可行切开盲肠的盲肠造口，可于术后3天将蕈状导管拔出，沿结肠带扩大造口，将其开放，每8～12小时用温盐水洗肠一次，以尽快解除梗阻。梗阻解除后，盲肠瘘需手术闭合。

第六章　专科仪器使用与监测技术

第一节　肺功能监测技术

肺功能监测技术即肺功能检查，是临床上对胸肺疾病诊断、严重程度、治疗效果和预后进行评估的重要检查手段，是诊断呼吸系统疾病的必要检查之一，目前已广泛应用于呼吸内科、外科、麻醉科、儿科、流行病学及航天医学等领域。

一、简介

肺功能监测技术是运用呼吸生理知识和现代检查技术探索人体呼吸系统功能状态的检查，对受检者的呼吸生理功能的基本状况进行定性和定量评价，是一种物理检查方法，对身体无任何损害。肺功能监测技术与X线胸片、CT等检查相比，更侧重于了解肺部的功能性变化。临床上常用的检查包括肺容积检查、肺容量检查、支气管激发试验、支气管舒张试验、肺弥散功能检查、气道阻力检查及运动心肺功能检查等。

（一）肺容量

在呼吸运动中，呼吸幅度不同可以引起肺内容纳气量的变化。

1. 潮气量（TV）

在平静呼吸时，每次吸入或呼出的气量。

2. 补吸气量（IRV）

平静吸气后所能吸入的最大气量。

3. 补呼气量（ERV）

平静呼气后能继续呼出的最大气量。

4. 残气量（RV）

补呼气后肺内不能呼出的残留气量。

5. 肺的四种容量

（1）深吸气量（IC）。平静呼气后能吸入的最大气量，由潮气量与补吸气量组成。

（2）肺活量（VC）。最大吸气后能呼出的最大气量，由深吸气量与补呼气量组成。

（3）功能残气量（FRC）。平静呼气后肺内所含有的气量，由补呼气量与残气量组成。

（4）肺总量（TLC）。深吸气后肺内所含有的总气量，由肺活量与残气量组成。

潮气量、深吸气量、补呼气量和肺活量可用肺量计直接测定，功能残气量及残气量不能直接用肺量计来测定，只能采用间接的方法测定。肺总量可由肺活量与残气量相加求得。

肺活量降低见于胸廓、肺扩张受限，肺组织损害，气道阻塞。功能残气量改变常与残气量改变同时存在。阻塞性肺疾病如支气管哮喘、肺气肿等，残气量增加。限制性肺疾病如弥漫性肺间质纤维化、肺占位性疾病、肺切除后肺组织受压等，残气量减少。临床上以残气量与肺总量的比值作为考核指标。

（二）肺通气

肺通气功能测定是单位时间内肺脏吸入或呼出的气量。

1. 每分钟静息通气量

每分钟静息通气量是潮气量与呼吸频率的乘积，健康成人静息状态下每分钟呼吸次数约为15次，潮气量为500 mL，其通气量为7.5 L/min。

2. 无效腔量

潮气量中有140 mL气体存留在呼吸道内不进行气体交换，这部分呼吸道容积称为解剖无效腔，故肺泡通气量仅为5.4 L/min。若呼吸浅快则解剖无效腔通气量相对增高，影响肺泡通气量。进入肺泡的气量可因局部血流量不足使气体不能与血液进行气体交换。这部分气体称为肺泡无效腔量。肺泡无效腔量加上解剖无效腔量合称为生理无效腔量。

3. 肺泡通气量＝（潮气量－生理无效腔量）×呼吸频率

肺泡通气量不足，常见于肺气肿；肺泡通气量增加见于通气过度综合征。

4. 最大自主通气量（MVV）

在单位时间内以尽快的速度和尽可能深的幅度进行呼吸所得到的通气量。一般嘱患者深快呼吸12秒，将得到的通气量乘以5即每分钟的最大通气量。它是一项简单的负荷试验，用以衡量气道的通畅度、肺和胸廓的弹性及呼吸肌的力量，通常作为能否进行胸科手术的指标。

5. 用力肺活量（FVC）

用最快的速度所做的呼气肺活量，并可由此计算出第一秒呼出的量和第一秒呼出量占用力肺活量之比。用力肺活量是当前最佳的测定项目，可以反映较大气道的呼气期阻力，可作为慢性支气管炎、支气管哮喘和肺气肿的辅助诊断手段，也可用来评估支气管扩张剂的疗效。

（三）呼气高峰流量（PEFR）

在肺总量位时，猛力快速吹向最高呼气流量计，即可观察最高呼气流速。该测定方法简单易行，被广泛应用于呼吸疾病的流行病学调查中，尤其对支气管哮喘病情和疗效的判断更为实用。对哮喘患者进行24小时病情动态观察时，发现其呼气高峰流量最低值常在凌晨0—5时出现。

（四）通气血流比例

吸入的空气在到达肺泡后与肺泡毛细血管中的血液进行氧与二氧化碳的交换。肺组织和血流受到重力的影响使肺上下各部位的通气量和血流量不能完全一致，如每分钟肺通气量和血流量能平均保持在一定比例（4∶5），气体交换即能正常进行。反映通气/血流比值的肺功能检查有生理无效腔测定、肺泡动脉血氧分压（PaO_2）差测定、生理分流测定。

第一，小气道功能损害、长期吸烟者或肺气肿患者可致气体分布不均。

第二，若肺通气正常、肺毛细血管血流量减少或阻塞，使肺泡无效腔量增多，通气/血流比值增大。

第三，若肺细支气管阻塞，局部血流不能充分氧合，形成生理分流，通气/血流比值减小。

（4）生理无效腔量增加可见于红色气喘型肺气肿或肺栓塞等疾病。生理分流量增多见于发绀臃肿型肺气肿或成人呼吸窘迫综合征等疾病。

（五）最大呼气流量-容积曲线（MEFV）

最大呼气流量-容积曲线是观察由肺总量位呼气至残气量期间每一瞬间的呼气流量。小气道功能受损时，呼出肺活量的50％以上的流量受到影响，当呼出肺活量的75％时尤为明显。

闭合容积（CV）是指由肺总量位匀速呼气时，当达到接近残气位、肺底部小气道开始闭合时所能继续呼出的气量。闭合容积/肺活量比值增高表示肺底部小气道提早闭合，可由小气道病变或肺的弹性回缩力下降而引起。

二、适应证与禁忌证

（一）适应证

第一，呼吸功能的评价。利用肺功能检测结果可对受检者呼吸功能进行评价，明确其呼吸功能是否减损、减损程度及类型等。

第二，疾病的诊断。早期检出肺、呼吸道病变，如确诊慢性阻塞性肺疾病必须进行肺功能检查。

第三，病情评估、干预策略的制定；鉴别呼吸困难的原因，判断气道阻塞的部位。

第四，评估外科手术耐受力及术后发生并发症的可能性。

第五，健康体检、劳动强度和耐受力的评估。

第六，康复方法的选择或运动处方的确定。

第七，职业病伤残等级评估及劳动能力的鉴定。

（二）禁忌证

第一，近3个月内患心肌梗死、休克者。

第二，近4周内严重心功能不稳定、心绞痛、大咯血、癫痫大发作者。

第三，有活动性肺结核者。

第四，支气管舒张剂过敏者，禁用舒张剂。

第五，气胸、巨大肺大疱且不准备手术治疗者，慎做用力呼气的肺功能检查。

第六，未控制的高血压（收缩压＞200 mmHg，舒张压＞100 mmHg）、心率＞120次/分、主动脉瘤患者等禁忌做用力肺功能检查。

第七，气胸或脓胸行胸腔闭式引流术后，如必须做肺功能检查，应夹闭引流管，并禁做最大自主通气量检查。

第八，近期进行过眼部手术（如白内障）者。

三、物品准备

物品准备见表6-1。

表6-1　肺功能监测技术的物品准备

物品名称	数量	物品名称	数量
肺功能仪	1台	沙丁胺醇气雾剂	1瓶
鼻夹	1个	雾化罐	1个
一次性口含嘴	1人1个	—	—

四、操作流程

第一，核对患者姓名、ID号，询问病史，操作前向患者解释说明检查目的、过程及注意事项。

第二，测量患者身高、体重，输入患者基本信息。

第三，用鼻夹将患者鼻子夹住，指导患者保持用嘴呼吸。

第四，尽可能含紧一次性口含嘴，保证测试过程中不漏气。

第五，根据检查项目给出患者口令，指导患者配合即时做呼气和吸气动作。

第六，采集数据，分析并打印报告。

五、注意事项

第一，如果为疑似哮喘病例，在检查前须停用平喘药物，停药时间要遵照医嘱。

第二，凡是有血压不稳定或者心脏病发作等禁忌证的患者，暂时不能做肺功能检查。

第三，患者在进行肺功能检查前，要调整呼吸，等呼吸稳定后再接受检查。

第四，检查前询问病史及过敏史，避免对通气功能障碍患者或对支气管激发试验药物过敏者进行激发试验。

第五，检查者与被检查者尽量配合，确保数据准确性。

第六，每个肺功能检查室面积应≥10 m^2。如果有多台肺功能仪，各检查仪最好单独放置，以减少多个患者同时检查时的相互影响。

第七，室内的温度、湿度应当相对恒定，理想的温度为22～26℃，湿度为40%～70%。

第八，肺功能检查室应设置在易于抢救的地方，如靠近病房和急诊室，并配备抢救药物、设备和有经验的医护人员，以防突发意外，如急性支气管痉挛、晕厥等。

第九，肺功能仪器应定期进行标准化以确保其工作处于正常状态。

第十，临床上主要采用坐位检查，可避免被检查者因晕厥而摔伤。有些被检查者因受伤或其他原因不能站立或坐起来，只能采取卧位检查，这种情况下所检查出的结果偏低，应在报告中记录检查时的体位。

六、重点与难点

（一）呼吸系统疾病在肺功能监测中的主要表现

1. 阻塞性病变

阻塞性病变是指由各种因素导致呼吸道狭窄而出现气流受阻的改变，其中以哮喘最为明显。

2. 限制性病变

限制性病变是指肺部呼吸运动受到限制而出现肺通气量减少的改变，如肺气肿、胸膜炎及液气胸等，均有不同程度的肺通气量减少。

3. 混合性病变

混合性病变是指阻塞性病变和限制性病变两者兼而有之，如慢性阻塞性肺疾病及哮喘晚期、肺尘埃沉着病等。

（二）预防控制交叉感染

肺功能监测要求被检查者进行反复呼吸的动作，检查中常常会引起患者的剧烈咳嗽，患者用力呼气或咳嗽时产生的飞沫可在空中悬浮数小时，可污染检查环境、仪器和周围物品，若被检查者患有呼吸道传染病则易发生交叉感染。因此需注意以下两点。

第一，肺功能检查室应设置在通风良好处，注意开窗通风，也可选用一些通风设备，如排气扇、空气过滤净化消毒器等。

第二，使用肺功能监测专用的呼吸过滤器，可有效减少交叉感染的发生。

（三）被检查者检查前需排除的影响因素

第一，预约检查时需了解被检查者最近的用药情况，包括使用的药物名称、类型、剂量、最后使用的时间等，判断是否会影响检查结果，告知患者具体的停药方法及禁止从事的活动。

第二，支气管舒张剂（如肾上腺素受体激动剂、胆碱受体阻断药、黄嘌呤类药物）、支气管收缩剂（如肾上腺素受体拮抗剂）、激素类药物、抗过敏类药物等均应根据检查的目的、项目及药物的半衰期而停药。

①如果检查是为了评价气道的反应性或可逆性，则应避免用药。

②如果检查是为了观察某种药物或治疗方法的疗效，则可继续用药。

第三，检查前2小时禁大量进食，检查当天禁止饮用可乐、咖啡、浓茶等，检查前1小时禁止吸烟，检查前30分钟禁止剧烈运动。

第二节　氧疗技术

氧疗，即氧气疗法，是治疗低氧血症的一种重要手段。氧疗可通过增加吸入气氧浓度（FiO_2），提高人体PaO_2及氧含量，纠正低氧血症，缓解组织缺氧，改善或缓解因缺氧所致的代谢障碍和生理功能紊乱，预防并发症，确保组织器官的功能正常。

一、简介

氧疗技术包括吸氧、机械通气供氧、高压氧治疗等方法，本书仅介绍目前常用的吸氧方法，即鼻导管吸氧法及面罩吸氧法。氧疗的目标是PaO_2不低于60 mmHg或动脉血氧饱和度（SaO_2）不低于90％。

二、技术方法

（一）鼻导管吸氧法

鼻导管吸氧法是临床最常用的氧疗技术，具有简单、廉价、方便、舒适，且不影响患者进食进水的优点。其缺点为吸氧浓度受潮气量和吸气流速、呼吸时间比的影响较大。另外，鼻导管对鼻黏膜有刺激作用，易被分泌物堵塞，湿化不足时易引起鼻腔及痰液干燥。鼻导管吸氧一般采用一次性吸氧管，插入双侧鼻前庭，刺激小，患者依从性好，易于接受。

1. 适应证

各种原因引起的低氧血症，机体组织出现缺氧状态均是氧疗的适应证。血气分析检查是氧疗的客观指标，PaO_2正常值为80～100 mmHg，当患者PaO_2低于60 mmHg时，应给予吸氧。

（1）呼吸系统疾病：如慢性阻塞性肺疾病、肺炎、哮喘、气胸、肺不张等。

（2）心功能不全：如心力衰竭，可使肺部充血而导致呼吸困难。

（3）各种中毒引起的呼吸困难：如一氧化碳中毒、巴比妥类药物中毒等。

（4）昏迷患者：如脑血管意外或颅脑损伤所致昏迷的患者，其中枢神经系统受到损伤而引起缺氧。

（5）老年患者在发热、喘息、心绞痛、消化道出血、大出血休克、外科手术后，以及其他氧需求量增加时。

2. 物品准备

物品准备见表6-2。

表6-2　鼻导管吸氧法物品准备

物品名称	数量	物品名称	数量
管道氧设备（制氧机或氧气筒）	1套（1个）	一次性吸氧管	1根
专用氧气湿化瓶（或氧气湿化瓶和灭菌蒸馏水）	1个	棉签	若干
		水杯	1个
氧气流量表	1个	手消毒液	1瓶

3. 操作流程

（1）操作者洗手、戴口罩，在治疗室准备物品，检查物品状态及有效期。

（2）携用物至床旁，查对患者姓名、ID号，向患者或家属解释操作目的。

（3）检查管道氧设备（制氧机或氧气筒），安装氧气流量表，调整氧流量调节阀。

（4）打开一次性氧气湿化瓶或在复用型氧气湿化瓶内加灭菌蒸馏水至1/2容量，连接于氧气流量表上。

（5）协助患者取舒适体位，可取坐位或半坐位，病情较重的患者可取半卧位。

（6）用手指分别轻压患者两侧鼻翼，检查并询问有无疼痛及呼吸是否通畅。

（7）取棉签蘸清水清洁两侧鼻孔。

（8）转动氧气流量调节阀，使浮球上升，浮球中心所对准的刻度为流量读数，根据医嘱调节氧流量。

（9）将氧气管头贴近操作者面部或者放在水杯内，检查氧气的流出是否通畅。

（10）将氧气管头插入患者鼻孔，导管绕于双耳至下颌锁住，或至头顶锁住。

（11）停止吸氧时，取下氧气管，关闭氧气流量调节阀。

（12）妥善安置患者，整理物品。

（13）洗手，做好记录。

（二）面罩吸氧法

面罩吸氧法可用于张口呼吸的患者，能够提供较恒定的吸入气氧浓度，对鼻黏膜刺激较小。其缺点是吸氧时影响患者进食进水，睡眠变换体位时面罩易移位或脱落，患者常有幽闭感，可能会对二氧化碳排出有一定影响，二氧化碳潴留患者慎用。

1. 适应证

（1）各种原因导致的PaO_2低于60 mmHg的患者（同鼻导管吸氧）。

（2）严重低氧血症，需要高浓度给氧以迅速改善低氧血症的患者。

（3）经鼻导管持续给氧，氧流量＞8 L/min，PaO_2低于60 mmHg者。

（4）鼻腔手术、出血、阻塞，鼻黏膜破损、糜烂等不适合鼻导管吸氧的患者。

2. 物品准备

物品准备见表6-3。

表6-3　面罩吸氧法物品准备

物品名称	数量	物品名称	数量
管道氧设备（制氧机或氧气筒）	1套（1个）	一次性吸氧面罩	1个
氧气流量表	1个	棉签	若干
氧气湿化瓶（或专用湿化液）	1个（1瓶）	水杯	1个
灭菌蒸馏水	1瓶	手消毒液	1瓶

3. 操作流程

（1）—（5）同鼻导管吸氧法。

（6）检查鼻孔、鼻翼有无异常，取棉签蘸清水清洁两侧鼻孔，必要时清理口咽部分泌物。

（7）转动氧气流量调节阀，使浮球上升，浮球中心所对准的刻度为流量读数，根据医嘱调节氧流量。

（8）将面罩贴近操作者面部，感受到有气流说明管路通畅。

（9）将面罩扣于患者的口鼻部，松紧带套于脑后，调节松紧度，不宜过紧，面罩与患者的面部皮肤贴合即可。

（10）停止吸氧时，取下面罩，关闭氧气流量调节阀。

（11）妥善安置患者，整理物品。

（12）洗手，做好记录。

三、注意事项

第一，严格遵守操作规程，室内严禁火源，注意用氧安全。

第二，实施氧疗时应先调节流量，再连接鼻导管；停止吸氧时，应先分离鼻导管接头，再关流量表开关，以免关开操作倒置，使大量气体冲入呼吸道，损伤肺组织。

第三，观察氧疗效果，密切监测患者呼吸、脉搏、血压、精神状态、皮肤颜色与温度变化，必要时监测动脉血气分析，判断疗效。

第四，鼻导管使用前应先检查是否通畅，吸氧流量一般为1～5 L/min，吸氧流量超过5 L/min时，有明显缺氧而无二氧化碳潴留的患者应使用面罩吸氧。

第五，吸入的氧气须经过湿化瓶湿化，以减轻对呼吸道黏膜的刺激。

第六，根据病情选择适当的吸氧流量或浓度，吸氧流量与浓度换算公式：FiO_2（%）=21+4×吸氧流量（L/min）。

第七，嘱患者在吸氧过程中保持平静呼吸，鼓励其主动咳嗽，及时排出痰液，保持呼吸道通畅。

第八，告知患者氧疗是一个长期的治疗过程，尤其对于慢性阻塞性肺疾病的患者，氧疗时间每日应保持至少15小时。

第九，告知患者遵医嘱氧疗，吸氧过程中勿自行随意调节氧流量，以免造成不良影响。

第十，湿化瓶及供氧管专人专用，每周更换，或使用后用有效氯含量为250～500 mg/L的含氯消毒剂溶液浸泡30分钟，清水冲洗后晾干备用，不使用时应避污保存。

第十一，使用氧气筒时需要注意"四防"，即防震、防火、防热、防油。按照氧气筒使用要求规范实施操作。

四、重点与难点

（一）缺氧程度的判断

1. 轻度低氧血症

PaO_2 在 50～60 mmHg，SaO_2 < 90%，无发绀或轻度发绀，可给予低浓度氧疗，氧浓度为35%以下，吸氧流量为1～3 L/min。

2. 中度低氧血症

PaO_2 在 40～50 mmHg，SaO_2 < 85%，有发绀、呼吸困难，需氧疗，氧浓度为35%～50%，吸氧流量为4～8 L/min。

3. 重度低氧血症

PaO_2 < 40 mmHg，SaO_2 < 70%，有显著发绀、极度呼吸困难，出现三凹征，是氧疗的绝对适应证，需要进行机械通气治疗。

（二）合理氧疗的措施

第一，判断氧疗效果。在吸氧过程中应注意观察患者吸氧效果，观察患者的神志、发绀程度、呼吸、心跳的频率及节律变化，应特别注意观察动脉血气及脉搏血氧饱和度变化。缺氧改善主要表现为口唇、颜面、甲床色泽红润，如症状没有改善或在吸氧过程中病情加重，应通知医师及时处理。

第二，老年患者支气管分泌物增多且黏稠，咳嗽排痰效果变差，吸氧时需加强湿化吸入的气体，防止气道分泌物干燥结痂阻塞呼吸道，可间断进行雾化吸入以促进痰液的稀释与排出，必要时行人工协助排痰。

第三，合理选择氧浓度与给氧方法。鼻导管吸氧适用于有自主呼吸、轻度缺氧的患者及 FiO_2 需求较低的患者，吸氧流量以1～3 L/min为宜；单纯低氧血症患者一般选择中等浓度氧疗，可采用面罩吸氧，高等浓度氧疗（氧浓度高于50%）时则需要考虑行机械通气治疗。

第四，慢性阻塞性肺疾病所致慢性呼吸衰竭患者应采用控制性氧疗，通常初期给予低浓度的氧，一般从25%开始，逐渐增加至30%左右，给予持续低流量吸氧，以免造成二氧化碳潴留，加重病情。同时密切观察患者神志变化，定时抽动脉血监测氧分压及二氧化碳分压，防止因二氧化碳潴留导致或加重Ⅱ型呼吸衰竭。

第五，高流量吸氧不宜长期使用，当氧浓度高于60％，持续时间超过24小时，可能出现氧疗副作用，如氧中毒、肺不张、呼吸道分泌物干燥、呼吸抑制等。

第六，在患者突然出现呼吸、心搏骤停，急性呼吸窘迫综合征，急性一氧化碳中毒呼吸抑制时，应立即给予高浓度、高流量吸氧，并做好机械通气及抢救准备。

第七，停止氧疗的指征与观察。氧疗的目的是提高人体FiO_2，纠正低氧血症，如持续吸入空气时PaO_2不低于60 mmHg，可停止吸氧，对老年患者可依据情况适当放宽标准。停止吸氧后必须密切观察患者神志、意识、呼吸、心率、发绀等临床症状和体征的变化，定期监测动脉血气，必要时及时恢复吸氧。

（三）氧疗不良反应的防治

第一，氧疗的不良反应主要是呼吸道损伤，氧疗使呼吸道黏膜损伤及分泌物干结，诱发或加重高碳酸血症，诱发肺泡萎陷及氧中毒。氧中毒主要造成肺损伤、毛细血管通透性增加、肺水肿、肺不张，严重时可导致急性呼吸窘迫综合征。常压下吸氧浓度低于40％不会出现氧中毒。

第二，严格掌握吸氧指征与氧疗目标，正确选择吸氧浓度，一般从低浓度、低流量开始，及时评估，即在保持PaO_2不低于60 mmHg或SaO_2不低于90％的情况下降低FiO_2。

第三，因病情需要高浓度氧疗时，尽量控制吸氧时间，密切观察患者病情变化，定时进行血气分析。需要较长时间高FiO_2治疗时，应及早行机械通气有效改善缺氧状况，加用呼吸末正压通气（PEEP）保护肺组织，降低氧中毒的概率。

第四，在氧疗过程中，若患者出现不明原因的胸痛、咳嗽等症状，应及时进行鉴别诊断，警惕氧中毒，及时通知医师进行检查和处理。

（四）呼吸道黏膜干燥的预防

第一，吸入氧气前必须先进行湿化，长期中、高流量吸氧时须采用加温加湿吸氧装置进行氧气吸入。

第二，湿化液的温度维持在32～37℃时氧气的利用率最高，及时补充氧气湿化瓶内的湿化液，湿化瓶内的灭菌注射用水每日更换，如使用一次性鼻氧管，湿化液每周至少更换1次，保持病房内适宜的温度、湿度。

第三，对于痰液黏稠、气道黏膜干燥的患者，可给予间断超声雾化吸入，以稀释痰液，促进分泌物的清除。

第三节　吸入治疗技术

吸入治疗是将气雾或干粉状的药物通过传送装置吸入呼吸道的方法，使药物直接作用于病灶，具有起效快、用药剂量小，减少或避免药物的全身不良反应的特点。

一、简介

吸入治疗使用的雾化装置主要有雾化吸入器（NEB）、压力定量吸入器（PMDI）和干粉吸入器（DPI），可将溶液或药末分散成直径为0.01～100 μm的微小液体或固体微粒，使其悬浮于气体中，通过吸入的方法进入呼吸道及肺泡内并沉积，从而达到迅速、有效治疗的目的。

吸入疗法的主要优点为可将高浓度药物直接输送入气道，对缓解支气管哮喘作用迅速，效果显著，优于其他治疗方式，危急时刻能够挽救患者生命。雾化装置可分为氧气雾化器、超声雾化器、定量吸入器和干粉吸入器等不同类型。

（一）氧气雾化吸入法

氧气雾化吸入法是一种雾化吸入疗法，即气溶胶吸入疗法，是以呼吸道和肺为靶器官的直接给药方法，利用高速氧气气流通过雾化器毛细管并在管口产生负压，使药液形成雾状喷出，由呼吸道吸入，沉积在支气管和肺泡，达到消炎、解痉、平喘、祛痰的治疗效果。氧气雾化器又称小剂量雾化器（SVN）或喷射雾化器。

1. 适应证

（1）急性上呼吸道感染、急性咽喉炎、肺炎。

（2）哮喘、慢性阻塞性肺疾病急性发作期。

（3）气管内插管或气管切开术后。

（4）其他疾病引起的肺部并发症。

2. 物品准备

物品准备见表6-4。

表6-4　氧气雾化吸入法物品准备

物品名称	数量	物品名称	数量
氧气吸入装置或空气压缩泵	1套/1台	漱口水	1瓶
小剂量雾化器	1套	吸管	1根
雾化药液	若干	痰杯	1个
吸痰装置（必要时）	1套	治疗巾（或垫巾）	1条
吸痰管（必要时）	数根	清洁毛巾	1条
手消毒液	1瓶	纸巾	数张

3. 操作流程

（1）操作者洗手、戴口罩，在治疗室准备物品，查对治疗单或医嘱单、药品，配制药液。

（2）携用物至床旁，查对患者姓名、ID号，向患者或家属解释操作目的。

（3）评估患者精神及体力状况、配合程度。

（4）协助患者取舒适体位，可取坐位或半卧位。

（5）将药液注入储药器内，连接雾化器，雾化器底部的进气口与氧气输气管或空气压缩泵连接。

（6）氧气雾化时打开氧气流量调节阀，调节氧流量至约6 L/min，使用空气压缩泵时将压缩泵接通电源，启动开关，此时可见雾化器有白色雾气喷出。

（7）将雾化器口含嘴放置于患者口中，如用面罩则将面罩戴于患者口鼻处，嘱患者配合吸入药雾，直至雾化药液吸入完毕。

（8）治疗结束后，移去雾化器，关闭氧气流量调节阀或空气压缩泵电源。

（9）协助患者咳嗽排痰、漱口、洁面，取舒适体位。

（10）洗净并擦干雾化器，避污保存，备用。

（11）观察患者雾化吸入后的效果及副作用，观察患者生命体征情况。

（12）向患者及家属交代注意事项。

（13）整理物品。

（14）洗手，做好记录。

4. 注意事项

（1）使用氧气时室内应避免火源。

（2）氧流量以6～8 L/min为宜，流量过大会导致管道脱落。

（3）在治疗过程中患者如有咳嗽、咳痰，应取下口含嘴或面罩，关闭氧气或空气泵，及时协助患者排痰后再继续完成吸入治疗。

（4）慢性阻塞性肺疾病、Ⅱ型呼吸衰竭患者在进行雾化吸入治疗时，最好使用压缩空气作为动力，以降低吸入高浓度氧导致二氧化碳潴留的可能性。

（5）氧气雾化吸入器专人专用，防止交叉感染。

（6）雾化时氧气湿化瓶内无需加湿化水，以免稀释药液，降低疗效，延长雾化时间，增加患者的不适感。

（7）雾化时患者定时做深吸气动作，有利于药液沉积，持续雾化时间不超过15分钟。

（二）超声雾化吸入法

超声雾化吸入法也是一种气溶胶吸入疗法。超声雾化器是特制的气溶胶发生装置，其利用超声波定向压强，使水槽底部晶体换能器产生超声波声能，声能震动了雾化罐底部的透声膜，作用于雾化罐内的液体，使药液成为气溶胶微粒，被患者吸入后沉降于支气管和肺泡，达到治疗呼吸道感染、稀释痰液、解除气道痉挛、改善症状的目的。

1. 适应证

（1）急慢性咽喉炎、上呼吸道感染、过敏性鼻炎、鼻塞。

（2）气管炎、支气管炎、哮喘、肺部感染。

（3）慢性阻塞性肺疾病急性发作或合并感染时。

（4）痰液黏稠不易咳出、长时间吸入干燥气体、呼吸道黏膜干燥时。

（5）全身麻醉手术或胸部手术后、长期卧床预防肺部感染。

（6）需加强气道湿化、保持呼吸道通畅时，或需要间歇雾化吸入药物时。

2. 物品准备

物品准备见表6-5。

表6-5　超声雾化吸入法物品准备

物品名称	数量	物品名称	数量
超声雾化吸入器及管路	1套	漱口水	1瓶
一次性口含嘴或面罩	1个	吸管	1根
雾化药液	若干	痰杯	1个
灭菌注射用水	1瓶	治疗巾（或垫巾）	1条
负压吸引装置（必要时）	1套	清洁毛巾	1条
吸痰管（必要时）	数根	纸巾	数张
手消毒液	1瓶	—	—

3. 操作流程

（1）操作者洗手、戴口罩，在治疗室准备物品，查对治疗或单医嘱单、药品，配制药液。

（2）携用物至床旁，查对患者姓名、ID号，向患者或家属解释操作目的。

（3）评估患者精神及体力状况、配合程度。

（4）协助患者取舒适体位，可取坐位或半卧位，将治疗巾或垫巾置于患者颌下。

（5）向超声雾化器水槽内加入蒸馏水，将雾化药液注入储药器内。

（6）接通电源，连接雾化器管路及一次性口含嘴或面罩。

（7）打开雾化器开关，设置吸入治疗时间，依据患者需要调节适宜雾量大小，协助患者将口含嘴放入口中或面罩扣于口鼻部。

（8）指导患者深呼吸配合治疗，使用口含嘴时用嘴吸气。

（9）治疗结束后切断雾化器电源，撤离雾化器管路。

（10）协助患者拍背、排痰、漱口并清洁面部，取舒适体位。

（11）观察患者雾化吸入后的效果及副作用，观察患者生命体征情况。

（12）向患者及家属交代注意事项。

（13）整理物品：一次性口含嘴放入医用垃圾袋内，清洗面罩，晾干并避污保存备用。擦拭雾化器及连线。

（14）洗手，做好记录。

4. 注意事项

（1）使用前先检查机器各部有无松动、脱落等异常情况。

（2）使用超声雾化器时应向水槽内加入灭菌注射用水，防止水垢产生，若雾化片上沉积水垢，应用柔布清洗。水槽内切忌加温水或热水。

（3）使用超声雾化器时先将储药器放入水槽内，检查各连接处是否紧密，再接通电源，水槽内水位过低、雾化片外露时，不可接入电源，以免电路启动的脉冲电流烧坏雾化片。

（4）在治疗过程中患者如有咳嗽、咳痰，取下口含嘴或面罩，及时协助患者排痰后再继续完成吸入治疗。

（5）超声雾化治疗时吸入气体湿度大，氧含量低，重症患者可能有心慌、憋气等不良反应，可同时给予氧气吸入，以减轻患者不适感。

（6）在吸入过程中，部分患者可能因吸入药液温度低引发咳嗽，吸入前可使用支气管扩张剂或采用加温雾化吸入法。

（7）嘱患者雾化时定时做深吸气动作，有利于药液沉积，如患者不能耐受较长时间的持续雾化吸入，可间歇吸入完成治疗。

（8）超声雾化器专人专用，防止交叉感染，治疗结束后进行终末消毒。使用一次性吸入管路、口含嘴及面罩，雾化器储药器用500 mg/L含氯消毒剂浸泡30分钟后彻底冲洗，晾干，避污保存备用。

（三）压力定量吸入器

压力定量吸入器，又称定量雾化吸入器，是存储、释放定量吸入剂的特制装置。每按压一次含有的药物剂量是固定量，如硫酸沙丁胺醇气雾剂，每按压1次（1揿）药量是100 μg，1支剂量共有200揿（20 mg）。定量吸入器通过特殊装置将药物和溶剂分散成雾粒或微粒，使其成为悬浮于空气中的微小液体或固体颗粒，经呼吸道吸入，进入各级支气管及肺泡内，达到解痉、平喘的目的。其优点是便于携带、操作简单、随时可用、立即起效。临床上常用的定量吸入剂有硫酸沙丁胺醇气雾剂、异丙托溴铵气雾剂、丙酸倍氯米松气雾剂等。

1. 适应证

（1）各种原因导致的支气管痉挛发作时，喘息及呼吸困难者。

（2）肺炎、肺气肿、肺水肿、过敏等导致的气道痉挛。

（3）慢性阻塞性肺疾病急性发作期与稳定期的患者。

2. 物品准备

物品准备见表6-6。

表6-6　压力定量吸入器物品准备

物品名称	数量	物品名称	数量
压力定量吸入器	1支	痰杯	1个
漱口水	1瓶	清洁毛巾	1条
吸管	1根	纸巾	数张
手消毒液	1瓶	—	—

3. 操作流程

（1）操作者洗手、戴口罩，在治疗室准备物品，查对治疗单或医嘱单，检查所用压力定量吸入器。

（2）携用物至床旁，查对患者姓名、ID号，向患者或家属解释操作目的。

（3）评估患者精神、体力状况及配合程度。

（4）协助患者取舒适体位，可取坐位或半卧位，协助咳嗽咳痰。

（5）移去吸入器口含嘴的封盖，使用前轻摇储药罐使之混匀。

（6）指导患者头略向后仰并缓慢地呼气，尽可能呼出肺内空气。

（7）患者屏住呼吸，用口唇包住吸入器口含嘴，以示指和拇指迅速按压吸入器，使药物释出，同时经口缓慢深吸气。

（8）尽量屏住呼吸5～10秒，使药物充分扩散分布到下气道，以达到良好的治疗效果。

（9）用纸巾擦拭吸入器口含嘴，套上封盖。

（10）协助患者拍背、排痰、漱口，去除上咽部残留的药物，并清洁面部，取舒适体位。

（11）观察患者生命体征情况，交代注意事项。

（12）整理物品。

（13）洗手，做好记录。

4. 注意事项

（1）吸入器一定要放在患者易于拿取的地方，以便随时取用，吸入器及药盒要专门放置。

（2）用药前一定要将吸入器口含嘴取下，将药液摇匀，用后及时清洁吸入器口含嘴并避污保存。

（3）严格按照不同吸入药物、剂型及不同吸入装置的要求正确使用，详细了解药物使用方法并掌握闭口式吸入方法。

（4）吸入前尽可能呼尽肺内气体，即缓慢呼气至不能再呼，吸气时要深吸至不能再吸，吸入后尽可能屏气5~10秒（有的装置带笛声，未听到笛声则表示未将药物吸入），使较小的雾粒沉降在气道远端，若需再次使用，3分钟后可再次吸入。

（5）治疗前协助患者清除呼吸道分泌物。使用吸入装置前按不同药物及吸入剂型摇匀或准备定量吸入药物。

（6）吸入含糖皮质激素的药物后要及时漱口，长期使用此类药物的患者易诱发真菌感染，必须密切观察患者口腔及咽喉部黏膜情况。

（7）禁止对着口含嘴呼气，在首次使用前或超过1周未使用时，应先向空中试喷1次；储药罐内有压缩气体，使用完亦不能随便丢弃。

（8）如有多种气雾剂，应标明吸入的先后顺序，一般先吸入支气管扩张剂，再吸入抗炎气雾剂。注意观察吸入过程中有无不良反应，如有不适及时处理。

（四）干粉吸入器

干粉吸入器治疗是呼吸系统疾病重要的治疗方式，干粉吸入器可与吸气同步，吸入效果较好。干粉吸入器又称粉雾器，是指将药物粉末装填于特殊装置中，患者通过吸入器吸气，将粉末分散成雾状固体微粒，吸入后沉降在气管或肺部发挥疗效，达到解痉、平喘、止咳、化痰的目的。

1. 适应证

（1）各种原因导致的支气管痉挛、哮喘急性发作。

（2）慢性阻塞性肺疾病急性发作期与稳定期患者。

（3）轻中度发作的哮喘和哮喘缓解期的患者。

2. 物品准备

物品准备见表6-7。

表6-7　干粉吸入器物品准备

物品名称	数量	物品名称	数量
干粉吸入器	1支	痰杯	1个
漱口水	1瓶	清洁毛巾	1条
吸管	1根	纸巾	数张
手消毒液	1瓶	—	—

3. 操作流程

（1）操作者洗手、戴口罩，在治疗室准备物品，查对治疗单或医嘱单，检查所用药物剂型与剂量是否恰当。

（2）携用物至床旁，查对患者姓名、ID号，向患者或家属解释操作目的。

（3）评估患者精神及体力状况、配合程度。

（4）协助患者取舒适体位，可取坐位或半卧位，协助咳嗽、咳痰。

（5）依据吸入药物及装置的不同进行吸入前的准备。

（6）吸入方法，根据不同剂型干粉吸入剂要求进行准备。

（7）指导患者头略向后仰并缓慢地呼气，尽可能呼出肺内空气，呼气结束后将已经备好一吸剂量的吸入器口含嘴朝向口唇方向。

（8）屏住呼吸，用口唇包住吸入器口含嘴，经口缓慢深吸气直至再也吸不进气为止，然后尽量屏住呼吸，5～10秒后呼气。

（9）纸巾擦拭吸入器口含嘴，盖上封盖。

（10）协助患者漱口，去除口咽部残留的药物，拍背、排痰，并清洁面部，取舒适体位。

（11）观察患者生命体征情况，向患者及家属交代注意事项。

（12）整理物品，根据不同剂型干粉吸入剂的要求进行吸入器使用后的清洁并妥善存放。

（13）洗手，做好记录。

4. 注意事项

（1）严格按照不同吸入药物、剂型及不同吸入装置的要求正确使用。

（2）吸入治疗时观察并记录治疗效果及反应，观察心率、呼吸状态，有无喘憋、发绀加重，如出现心率、呼吸增快，喘息、憋气明显等不良反应时，应立即停止治疗，并及时就诊或与医生联系。

（3）吸入药物后需要屏气5～10秒再呼气，使药物充分地扩散到下气道。

（4）多剂量吸入器可反复使用，但对于呼吸肌力降低的慢性阻塞性肺疾病患者、严重哮喘发作患者及呼吸肌力较弱患者的使用可能受限。

（5）如使用激素吸入剂，为减少真菌性口炎，应指导患者在每次吸药后用水漱口。

（6）使用干粉吸入器后用纸巾擦拭口含嘴，避免潮湿，严禁用水冲洗，用后将药物放置于通风干燥处。

（7）吸入治疗时应保持适当的体位，尽量采取坐位或半坐位。

（8）吸药完成后，应及时将吸入器关闭。

三、重点与难点

（一）确保吸入疗法的有效性

第一，准确掌握不同种类吸入剂发生装置的使用方法，氧气雾化及超声雾化临床应用比较普遍，易于掌握。应用压力定量吸入器、干粉吸入器时需反复进行培训与指导，直到患者完全掌握。

第二，教会患者使用恰当的吸入方法：使用吸入器时，先深呼吸数次，待肺内余气全部呼出后再吸入药物，尽量屏气，有利于药物在肺内充分弥散。

第三，病情稳定、一般情况较好的患者选择坐位或半坐位，可增加胸腔容积，有助于吸入的药物到达呼吸道深部，确保药物发挥有效作用。

第四，病情较重的患者可采用侧卧位或半卧位，床头抬高30°～45°。一般不选择仰卧位，因仰卧位雾化吸入时膈肌上移，胸廓活动度减小、潮气量低，吸气费力。

第五，吸入治疗前，指导患者先做呼吸操锻炼，再进行有效咳嗽排痰，清除呼吸道分泌物，最后吸入药物。

第六，气溶胶吸入药物的选择：气溶胶吸入的目的是使药物在呼吸道发生治疗作用，应选用那些吸入气道内局部生物活性高的，而经气道吸收至全身却很快灭活的药物；如果药物仅仅是经过气道吸收而在全身其他部位发挥作用，则选用呼吸道黏膜吸收较好，局部代谢率低的药物。

第七，指导患者正确使用所需的每一种吸入器，如使用多种吸入剂，应标明吸入的先后顺序，一般先吸入支气管扩张剂，再吸入抗炎气雾剂。气雾剂要先摇匀，再依次吐气、按压、吸气，吸入后憋气，漱口。吐气时不要对着吸入器的吸嘴，以免污染药物或使药物受潮。

（二）确保吸入疗法的安全性

第一，严格按照医嘱应用吸入剂，依据不同病情及疾病不同阶段的治疗需求用药，不可自行调整剂量。

第二，吸入时密切观察患者生命体征、呼吸频率及深浅度、脉搏血氧饱和度的变化，及时发现喘憋、气急等不良反应并给予积极处理。

第三，吸入治疗时间由短到长、药量由小到大，使患者逐渐适应吸入过程，尤其是在超声雾化或喷射雾化等气溶胶吸入治疗时，如患者不能耐受一次全程吸入治疗，可间歇进行。

第四，吸入治疗时呼吸宜缓慢、深长，避免吸入过猛、过快使部分药液颗粒迅速吸入细支气管或肺泡，导致气道反应性增高，造成支气管痉挛，或引起患者刺激性咳嗽，加重喘憋症状，导致胸闷、气喘、呼吸困难等。

第五，依患者病情选择合适的体位，以减轻患者不适症状。对无力咳出者给予拍背排痰，必要时给予吸痰，保持呼吸道通畅。

（三）雾化吸入治疗时痉挛性呛咳的原因及预防

第一，开始吸入时单位时间内雾化量较大，大量雾化液快速进入气管可导致气道痉挛，主要表现为吸入后出现呛咳，气喘较吸入前明显，肺部哮鸣音加重。

第二，肺疾病患者的呼吸道应急能力差，大量雾化气流迅速进入气道可导致支气管痉挛而引起憋气和呼吸困难。

第三，一般每次吸入10～15分钟，可采用渐进调节雾化量的方法以避免出现不良反应，即从小雾量、低湿度开始，吸入约1分钟待气道适应后，再逐渐增加雾化量，直至吸完所需治疗药液。

第四，密切观察患者病情变化，如出现不适可暂停吸入，加大吸氧流量，轻柔拍背，待症状缓解再考虑继续进行雾化吸入治疗。

第五，对于痉挛性呛咳的患者应立即停止吸入，轻者休息片刻酌情吸入，重者立即予以吸氧，必要时使用氨茶碱缓解气道痉挛，使用激素缓解症状，同时进行体位排痰或负压吸痰。

（四）吸入治疗时痰堵的原因及预防

第一，在雾化过程中，气道内黏稠的痰液和分泌物可因湿化而膨胀，增加了呼吸道阻力，使呼吸做功加大，耗氧量增加。

第二，患者呼吸费力，产生膈肌疲劳，使原本可以到达气道深部的气溶胶微粒受阻而沉降在口鼻或气道浅部。

第三，吸入治疗时患者取舒适体位，有利于呼吸而不增加患者耗氧量。雾化后痰液稀释会刺激患者咳嗽，及时翻身叩背，协助排痰，防止痰液阻塞和窒息，保持呼吸道通畅。

（五）吸入治疗其他不良反应的原因及处理

1. 吸入损伤后，咽喉部出现感染

吸入药液浓度较高使咽喉部受到刺激，吸入气体湿化不足加之反复咳嗽用力，导致咽喉部黏膜损伤，抵抗力下降而发生感染。注意吸入药液浓度不能过高，避免过度用力咳嗽，应加强气道湿化。

2. 呃逆

吸入的大量气雾颗粒通过食管时刺激膈肌引起呃逆；同时气雾颗粒温度较低刺激迷走神经，膈神经诱发膈肌收缩也可引起呃逆。轻者可在患者胸锁乳突肌上端压迫膈神经，嘱患者少量多次缓慢饮温开水，还可以嘱患者短暂屏气。重者可采用针灸、穴位治疗等方法。

3. 声带喉头水肿

吸入药液颗粒刺激声带或沉积于声带周围可导致声带喉头水肿。患者感到声音嘶哑、突然憋气、呼吸困难、有窒息感时应立即停止吸入，给予吸氧，使用激素静脉给药，尽快缓解症状。

4. 口腔局部不良反应

当吸入浓度过大、刺激性强的药液后，患者会出现口干、恶心、口苦，若不及时漱口，可造成药物在口咽部沉积，引发鹅口疮、声音嘶哑等症状。患者应保持口腔清洁，必要时给予患者口腔护理，吸入治疗后患者应漱口。

（六）常见干粉吸入器吸入前的准备

干粉吸入器主要有旋转式、碟式和涡流式三种装置类型，分别是都保、准纳器、药粉吸入器。

1. 都保的使用方法

（1）新包装在使用前需进行初始化。打开瓶盖，将红色旋钮（底盖）置于下方，保持都保直立，握住下方红色旋钮和都保中间部分，向某一方向旋转到底，再向反方向旋转到底，在此过程中会听到"咔嗒"声，重复2次。

（2）每次使用前，旋转并移去瓶盖，检查剂量指示窗，判断药物剂量是否充裕。

（3）一手握住红色底盖，另一手拿都保中间部分，先向右转到底再向左转到底，听到"咔嗒"一声，即完成一次剂量的充填。

2. 准纳器（舒利迭）的使用方法

一手握住准纳器外壳，另一手拇指向外推动准纳器的滑动杆直至发出"咔嗒"声，表明准纳器已做好吸药准备。

3. 药粉吸入器的使用方法

（1）推开防尘帽，打开吸嘴。

（2）从包装中取出1粒胶囊（只在用前即刻取出），将其放入中央室中，无论以何种方式放置胶囊均可。

（3）用力合上吸嘴直至听到"咔嗒"一声，保持防尘帽敞开。

（4）手持吸入器使吸嘴向上，将绿色刺孔按钮完全按下1次，然后松开，即可在胶囊上刺出若干小孔，吸气时药物便可释放出来。患者重复吸入2~3次，即可将药粉完全吸入。

（七）干粉吸入器使用后的清洁保存

1. 都保

（1）吸入后用纸巾擦拭吸嘴，旋紧盖子。

（2）放置于恰当位置，保存备用。

（3）保持干燥，禁止用水冲洗。

2. 准纳器

（1）吸入后用纸巾擦拭吸嘴，将拇指放在拇指柄上，快速后拉，准纳器发出"咔嗒"声表明关闭，滑动杆自动退回原位。

（2）放置于恰当位置，保存备用。

（3）保持准纳器干燥，禁止用水冲洗。

3. 药粉吸入器

（1）打开吸嘴，倒出用过的胶囊并丢弃。

（2）关闭吸嘴和防尘帽。将药粉吸入器放置于恰当位置，保存备用。

（3）药粉吸入器每月清洗，方法如下：①打开吸嘴和防尘帽，向上推起刺孔按钮，打开基托；②用清水全面淋洗吸入器以除去粉末；③将吸入器装置放于纸巾上吸去水分；④保持防尘帽、吸嘴、基托敞开，置于空气中晾干24小时；⑤避污保存备用。